彩色圖解保健 5

創造不輸給壓力的堅強意志

壓力、精神疲勞

橫濱勞災醫院心療內科部長
山本晴義／主編
施聖茹／編譯

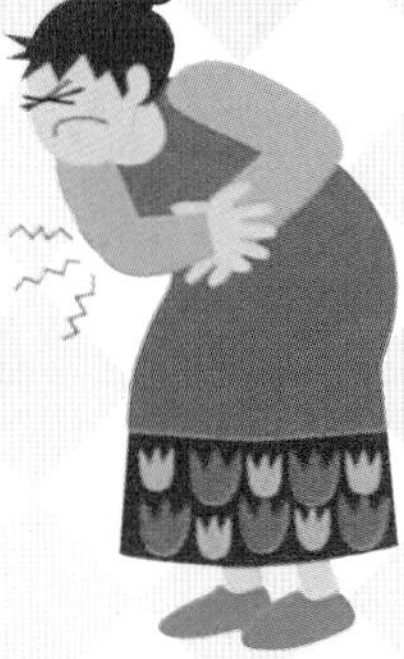

品冠文化出版社

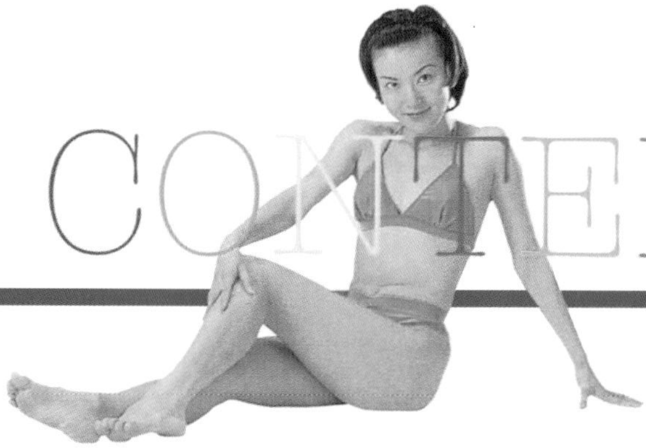

CONTENTS

壓力、精神疲勞●目錄

●指導專家（敬稱省略．順序不同）
橫濱勞災醫院心療內科部長　山本晴義
針灸東洋院院長　竹之內診佐夫
東京衛生學園專門學校講師　竹之內三志
餘暇開發中心專務理事．醫學博士　渡邊俊男
前千葉縣立衛生短期大學教授．營養學博士　落合 敏
醫學博士　山之內慎一
泉醫院院長．醫學博士　衣川湍水

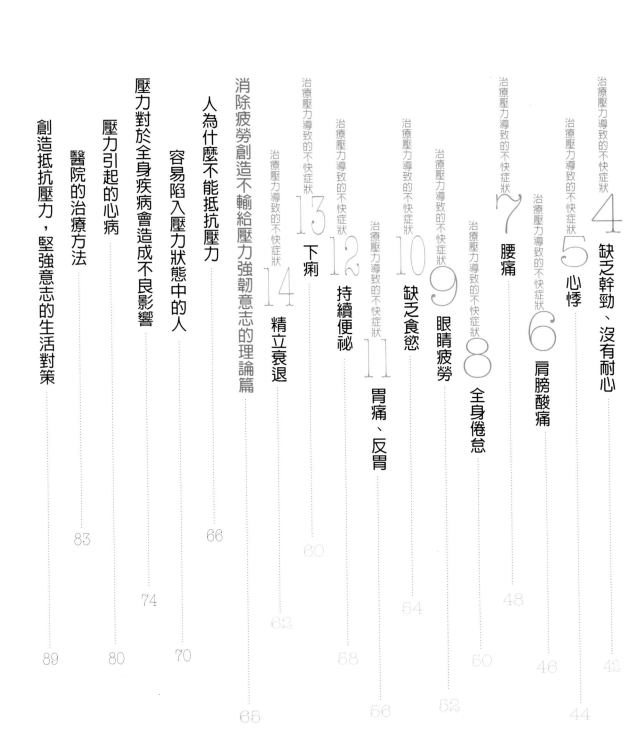

前言

壓力的名稱滲透到一般大衆心中已經很久了，一旦疲勞無法去除，我們很自然的就會問：「是不是壓力積存的緣故呢？」而使用壓力這個字眼，因此，壓力已經成為日常語化了。

事實上，我們的周遭充滿許多壓力的成因，如「高科技壓力」、「燒盡症候群」、「單身赴任壓力」等新名稱的壓力不斷的腐蝕我們的身心。

壓力會引發各種疾病，甚至有人因為無法承受壓力而選擇自殺。壓力具有如此可怕的一面，而且只要人活著，就不可能沒有壓力。

所以，我們要想出一些不輸給壓力的方法，培養這些方法，才是至善之策。但是，知道這些方法的人很少，甚至沒有人培養出這種方法。

本書就是希望對這些為壓力所苦的人有所幫助而撰寫的。

從各種角度找尋日常生活中壓力及精神疲勞的具體治療法，包括指壓按摩、針灸、體操、呼吸法等，利用圖解的方式，詳盡解說。一天只需花5分鐘，每天持續，一定能夠獲得相當大的成效。

後半段的理論篇包括許多人都不了解的壓力的構造、壓力所引起的身心疾病、在醫院的治療法及不輸給壓力的精神對策等，都會翔實說明。

由此意義來看，本書不僅是壓力對策之書，亦是壓力入門之書。

壓力會引起胃潰瘍或高血壓症等身體的疾病，因為這些疾病而到醫院就診的人與日俱增，多半是三十五歲至五十歲的生意人或主管級人員，壓力會直接襲擊這些人。

另一方面，在家庭中，因自律神經失調症或各種煩惱而感到煩惱的主婦們也急速增加，這意味著壓力造成的不良影響非常大，因此說現在是壓力病蔓延的時代，絕不為過。

為壓力所苦的人，能閱讀本書，實行處理法，盡早戰勝壓力，過著身心清爽的每一天，這是我們最大的心願。

山本晴義

1 對壓力有效的穴道找尋法

指壓治療

用手指輕輕按壓，感覺最敏銳處即穴道。

感受到壓力時，你會怎麼做呢？

「埋首於興趣中，忘卻壓力」、「藉著運動，發洩壓力」「利用喝酒來逃避壓力」等，環視周遭，相信有很多人會嘗試各種方法。

上述都是有效的方法，但是部分人忙到無法埋首於興趣中或嘗試各種方法都無法轉換心情，這種人不少，他們一定要學會治療壓力的指壓法。

指壓就是按壓東方醫學所謂的「穴道」，以消除各種症狀的方法。穴道是讓身體失調及身體偏差恢復正常狀態的調整點。藉著指壓就能去除精神壓力及壓力引起的不快症狀。

這裡列舉的是對所有壓力有效的穴道。一邊對照圖片，找出大致的

手掌與手指的穴道

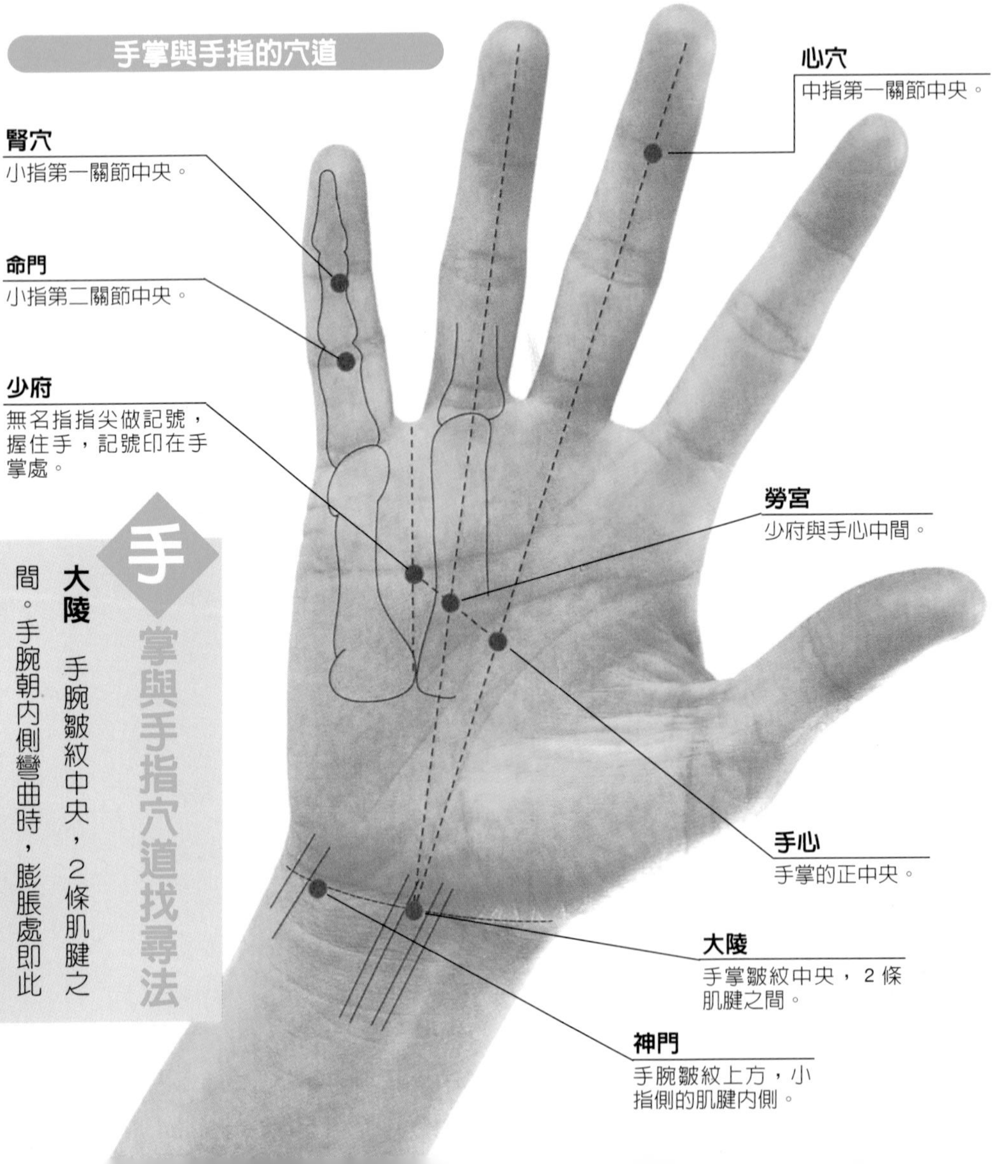

心穴
中指第一關節中央。
腎穴
小指第一關節中央。
命門
小指第二關節中央。
少府
無名指指尖做記號，握住手，記號印在手掌處。
勞宮
少府與手心中間。
手心
手掌的正中央。
大陵
手掌皺紋中央，2條肌腱之間。
神門
手腕皺紋上方，小指側的肌腱內側。

手 掌與手指穴道找尋法

大陵 手腕皺紋中央，2條肌腱之間。手腕朝內側彎曲時，膨脹處即此穴道的位置。

背部穴道找尋法

心俞 肩胛骨中央的高度，距背骨外側1個半手指寬的位置。請人為你指壓背部穴道。

位置。用手指輕輕按壓其周邊，找到感覺最敏感處，進行指壓，這就是對你而言，最適合指壓的穴道位置。

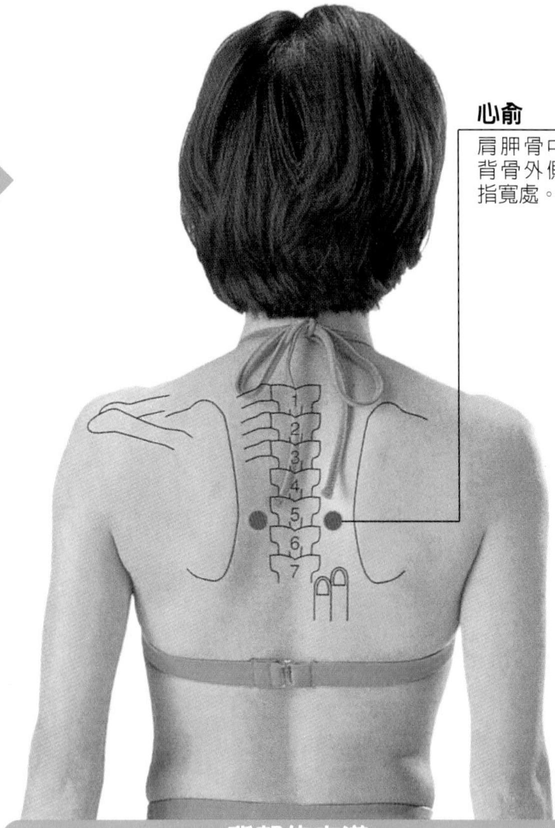

背部的穴道

腹部穴道找尋法

巨闕 位於心窩位置的穴道。

（竹之內）

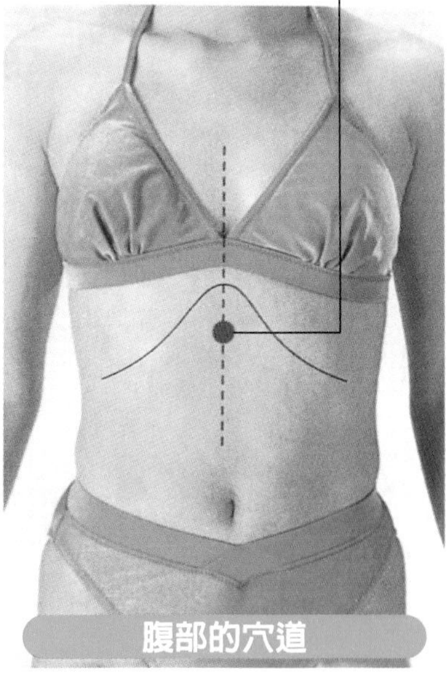

腹部的穴道

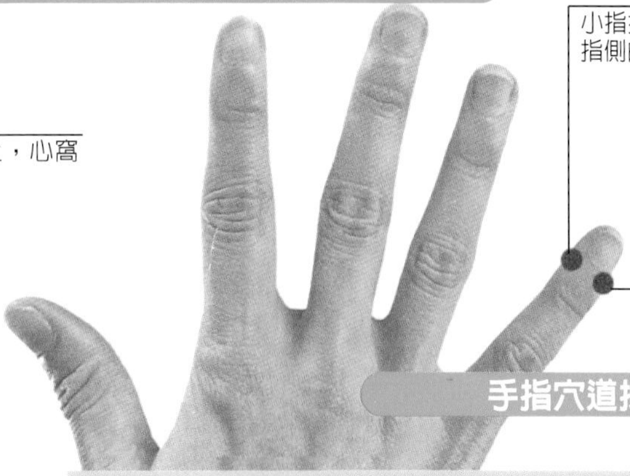

手指穴道找尋法

側。

手心 手掌的正中央。

少府 無名指前端做記號，握住手，記號印在手掌處即少府。

勞宮 手掌的中央。無名指頂點，與大陵連結線上，少府與手心連結線交叉處即勞宮。

命門 小指第二關節中央。

腎穴 小指第一關節中央。

心穴 中指第一關節中央。

少衝 小指指甲生長處，拇指側的穴道。

少澤 與少衝相反的指甲生長處的穴道。

成為指壓名人的技巧

從感覺舒服的力量，慢慢施壓，再慢慢放鬆，此即指壓祕訣。

雖然知道對壓力有效的穴道，但不是隨便按壓就好了，尤其在有壓力時，如果突然給予強烈的刺激，刺激本身就會成為新的壓力，造成反效果。

指壓最初不要太用力，基本原則是要慢慢施壓。按壓的力量約2～7kg，可以先用手指按壓體重計等，以掌握正確的感覺。壓力治療絕對嚴禁太強的指壓，以本人的舒適度為第一考量的要件。

指壓主要使用手掌和指腹，以穴道為主，彷彿畫小圓似的，加諸壓力指壓。

按壓時間為三秒、五秒、七秒、十秒……配合症狀，各有不同。不過任何一種都要慢慢使勁，按壓一會兒，再慢慢的放鬆力量，這是指

指的指壓

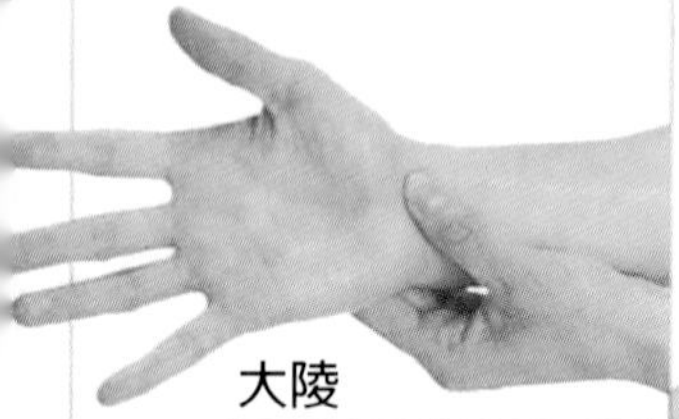

大陵
4根手指支撐手腕，用拇指的指腹進行指壓。

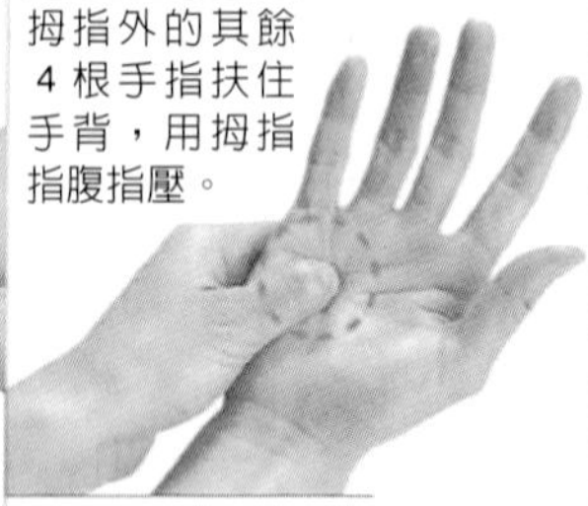

少府
拇指外的其餘4根手指扶住手背，用拇指指腹指壓。

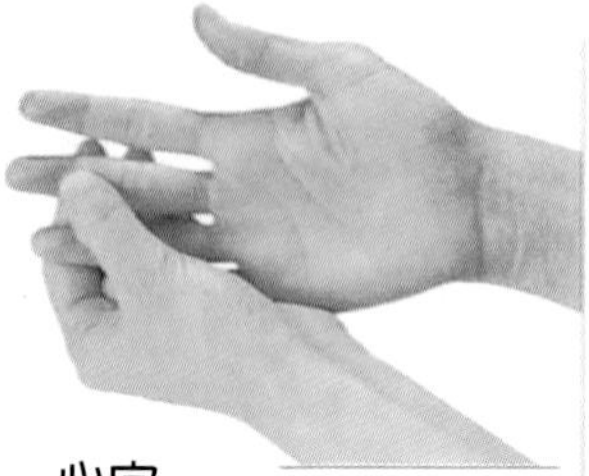

心穴
拇指、食指和中指夾住，用拇指指腹指壓。

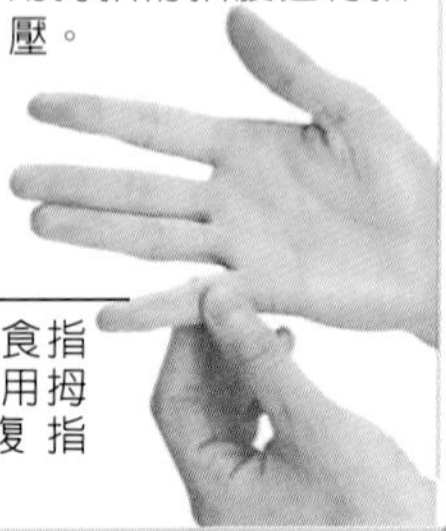

命門
拇指與食指夾住，用拇指指腹指壓。

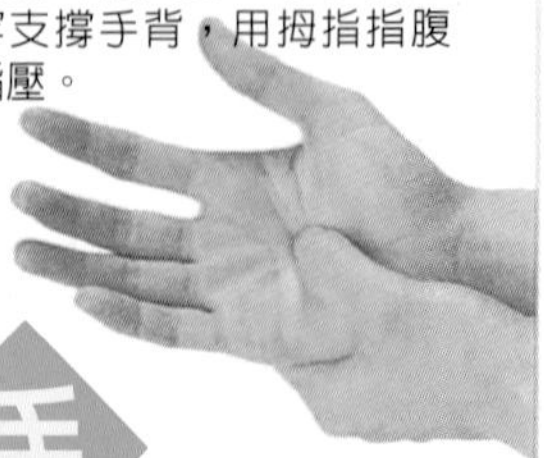

勞宮、手心
拇指外的其餘4根手指牢牢支撐手背，用拇指指腹指壓。

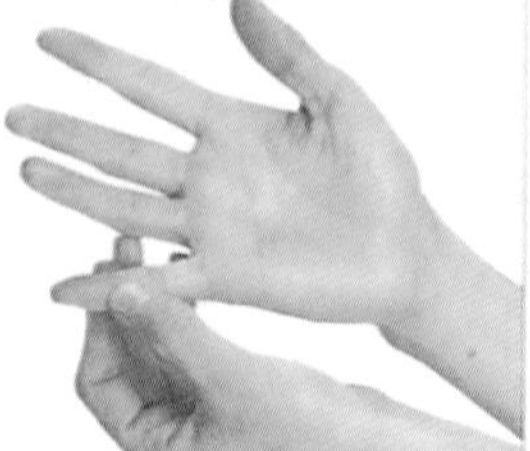

腎穴
拇指和食指夾住，用拇指指腹指壓。

手掌與手指的指壓法

指壓手掌時，除了拇指外，用四根手指支撐指壓側的手背，用拇指指腹按壓穴道。因為是消除壓力的指壓，所以不可以用力按壓。以撫摸的感覺，給予溫柔的刺激較好。

手掌與手指的穴道

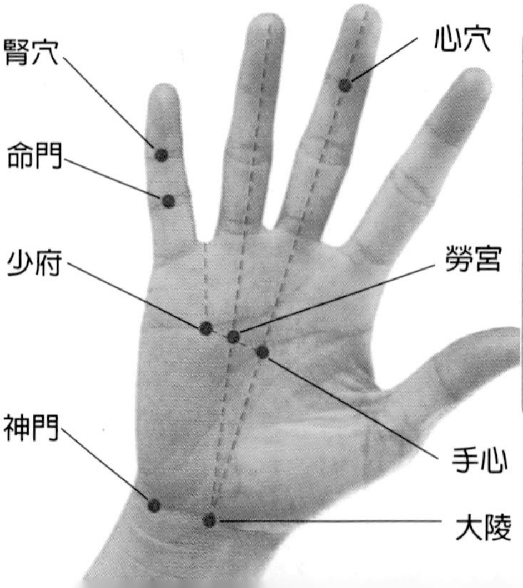

壓的祕訣。在心中默數「一、二、三、一、二、三」，一邊數，一邊進行，較易掌握節奏。

取得輕鬆的姿勢，盡量放鬆身體，再開始進行指壓，更能提升效果。

任何一處的穴道，都要朝向身體的中心按壓。

胸部指壓法

使用雙手中指進行指壓。中指置於穴道上，食指、無名指和小指輕輕添附在旁邊，雙手手掌彷彿包住穴道兩側似的慢慢按壓。

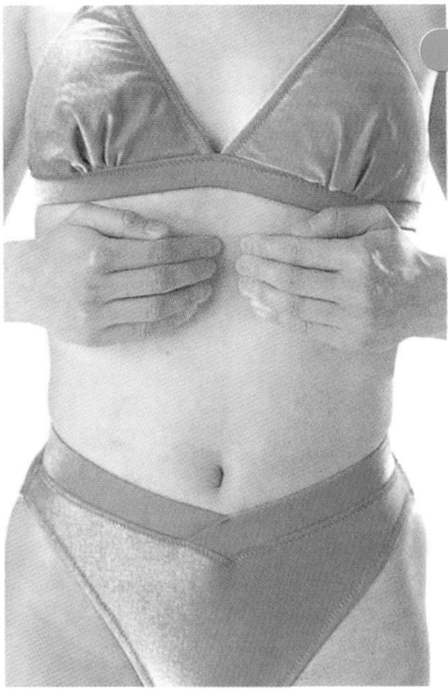

巨闕的指壓

用中指按壓，其餘手指添附在中指旁。

手掌與手

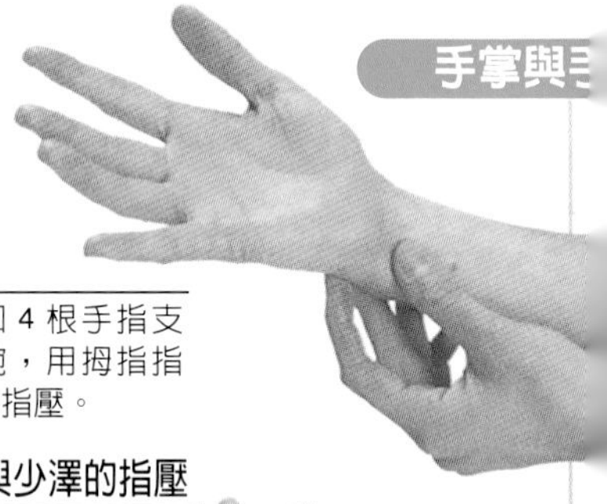

神門

拇指和 4 根手指支撐手腕，用拇指指腹進行指壓。

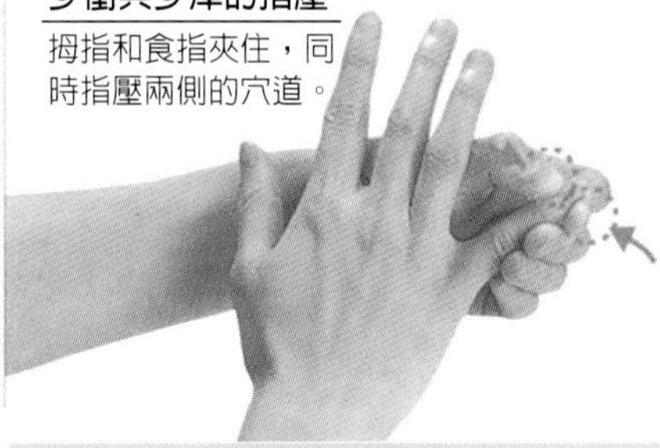

少衝與少澤的指壓

拇指和食指夾住，同時指壓兩側的穴道。

另外，指壓手指穴道時，用拇指和食指夾住穴道指壓為佳。二根手指夾住，進行指壓，如小指生長處的少衝或少澤，兩個穴道可以同時進行指壓。

手和手指的指壓，在辦公室中，只要花一點時間，就可以輕鬆進行。記住前面敘述的穴道位置，平常就養成指壓的習慣。

背部指壓法

指壓背部時，用拇指刺激穴道，單手拇指各自按壓揉捏背骨兩側。刺激穴道後，從肩膀到腰，背骨與肩胛骨之間，分為四處，用手掌根部（手腕）按壓揉捏。

（竹之內）

指壓的基本①

指腹抵住穴道，朝身體的中心按壓。

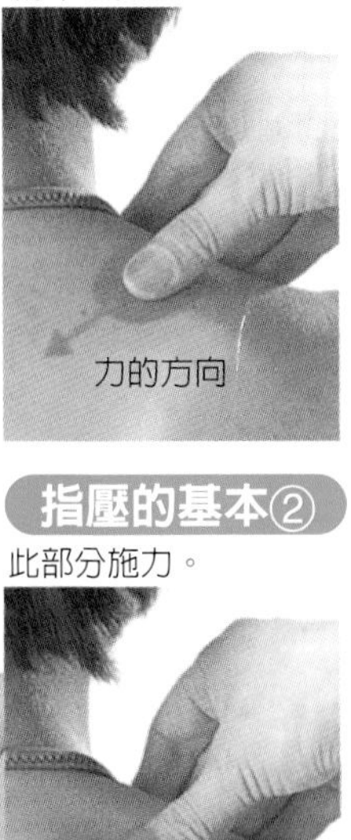

指壓的基本②

此部分施力。

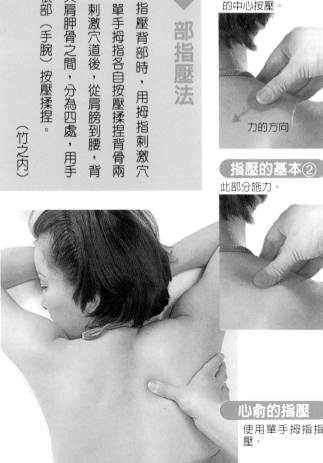

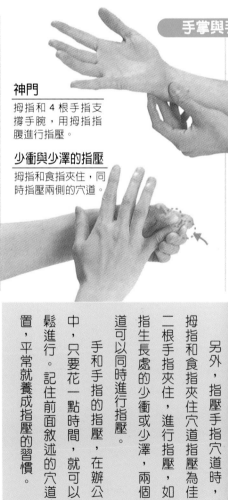

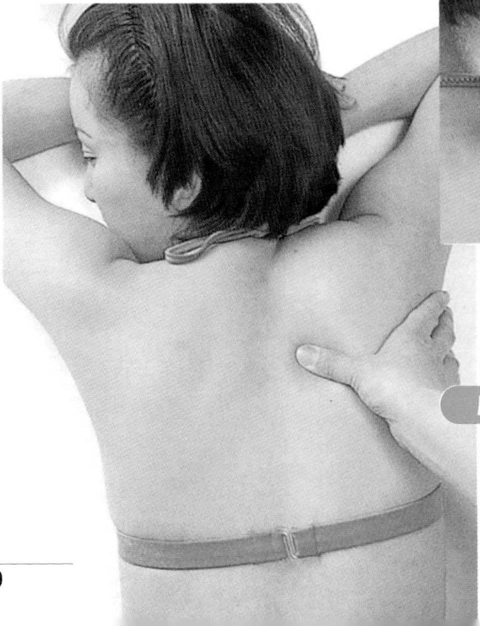

心俞的指壓

使用單手拇指指壓。

按摩治療

「治療壓力」換言之，即消除精神緊張，效果極佳的方法就是按摩。

按摩是從體外給予刺激，以減輕肌肉痠痛，促進血液循環，而且具有鎮靜精神的重要作用。由壓力引起的肩膀痠痛、壓力等不快症狀，按摩也能發揮極大的功效。

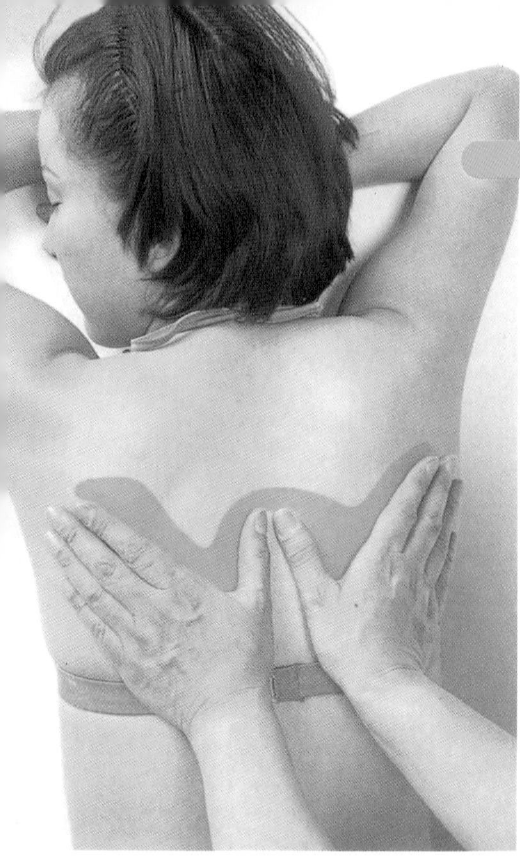

背部按摩法

雙手緊貼於肌膚移動。

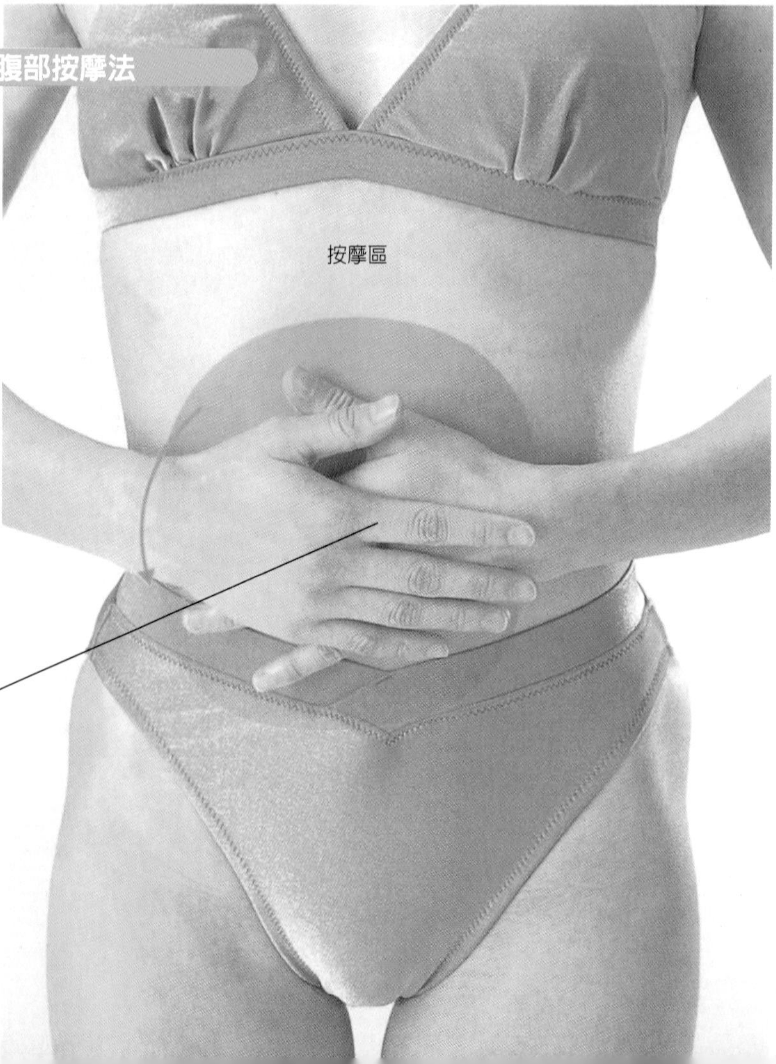

腹部按摩法

雙手重疊，畫圓似的按摩。

以肚臍為中心，移動手。

使用手掌按摩
腹部及背部，
用另一隻手的手指
揉捏按摩。

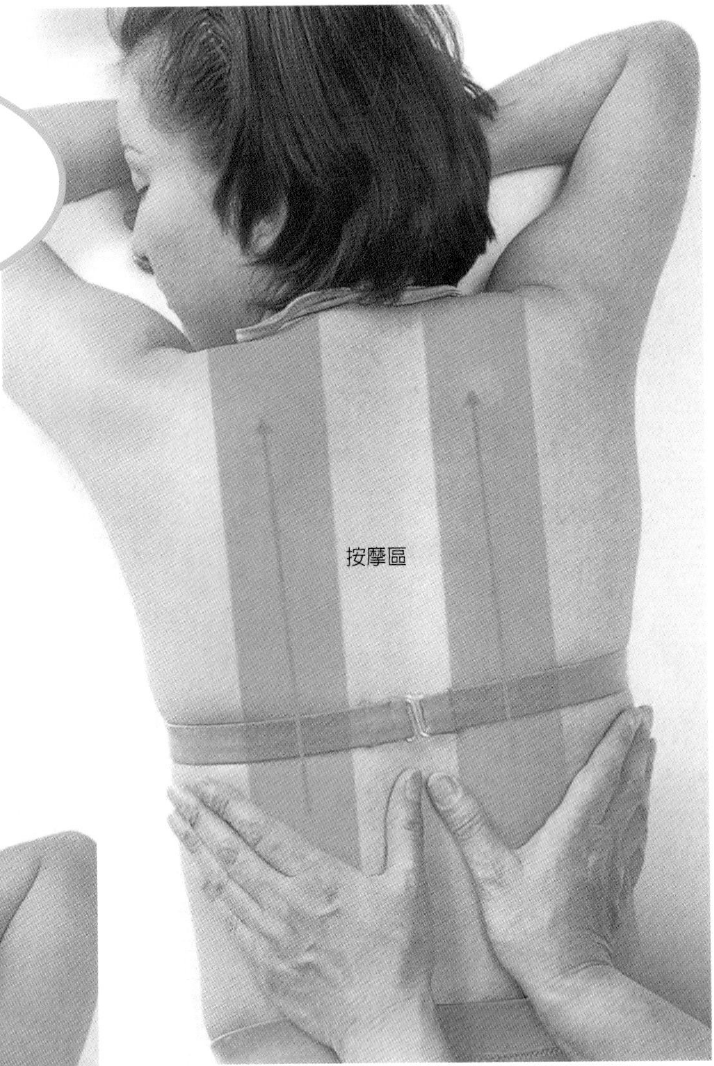

背部的按摩

1
從腰到肩，輕輕往上撫摸似的移動手。

2
手掌貼於肌膚，環繞手似的進行按摩。

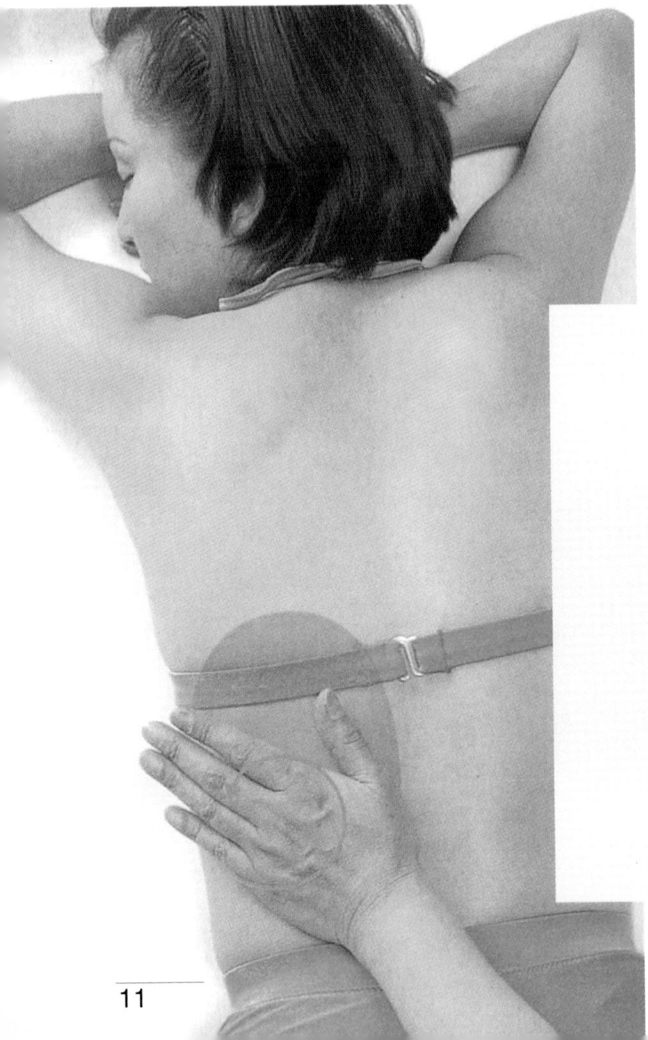

腹部與背部的按摩法

腹部與背部等廣大面積進行按摩時，通常會使用手掌。手掌緊貼於按摩的部位，作揉散狀，慢慢移動手，這才是巧妙進行的祕訣。

按摩腹部時，雙手交疊，以肚臍為中心，畫圓似的移動手為佳。

盡量請他人為自己按摩背部。按摩者雙手左右對稱，置於腰的上方，手滑向肩膀。接近肩膀處時，手放鬆力量，回到腰，再回到肩膀……反覆數次，以畫圓的方式移動，效果更佳。

手與足的按摩法

手足中，按摩手臂或足背、足側面較寬廣處時，可以使用手掌。肌膚與手緊密貼合移動，要領與腹部和背部的按摩相同。

按摩手指或腳趾等小部位時，可使用拇指和食指。二根手指夾住按摩的部位，彷彿當場揉散似的移動。

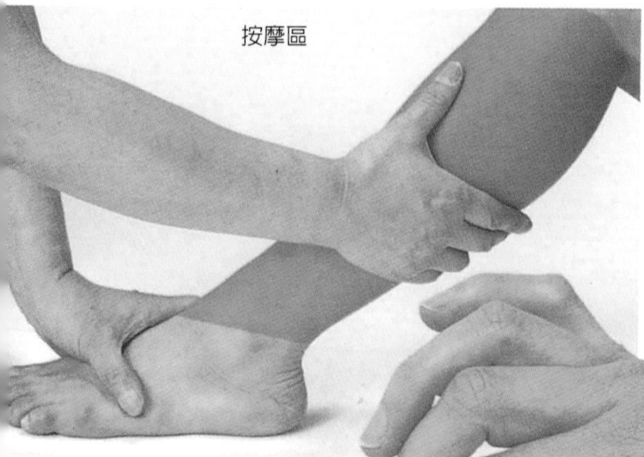

足的按摩

使用手掌，從腳脖子到膝進行按摩。

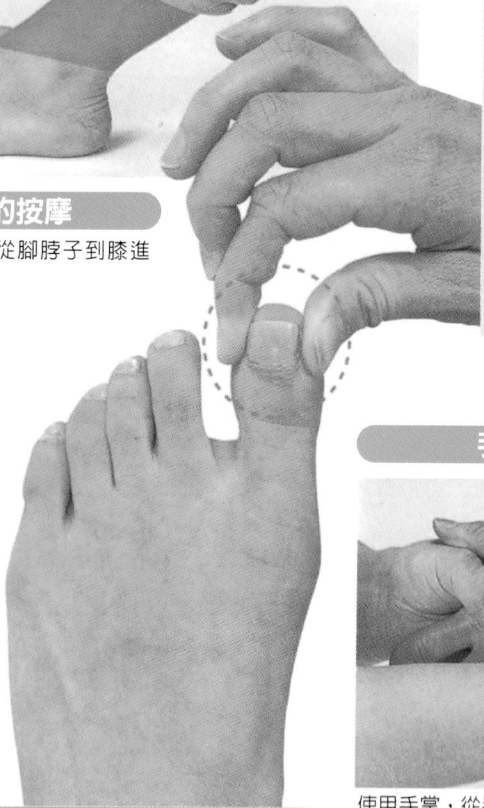

用拇指和食指指腹夾住似的揉捏。

第一腳趾的按摩

手臂的按摩

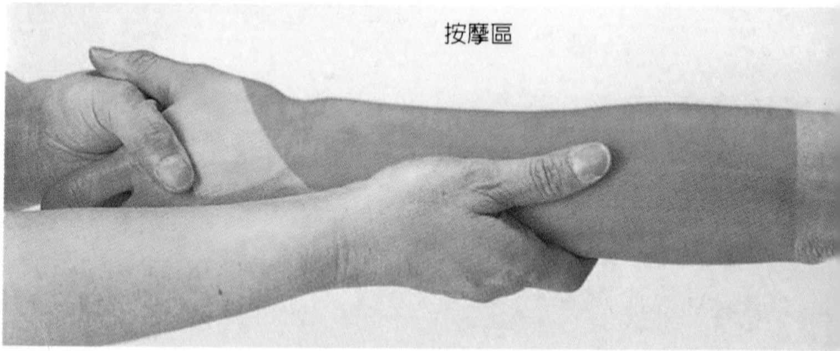

使用手掌，從手掌到手肘進行按摩。

食指的按摩

用拇指和食指捏住揉散

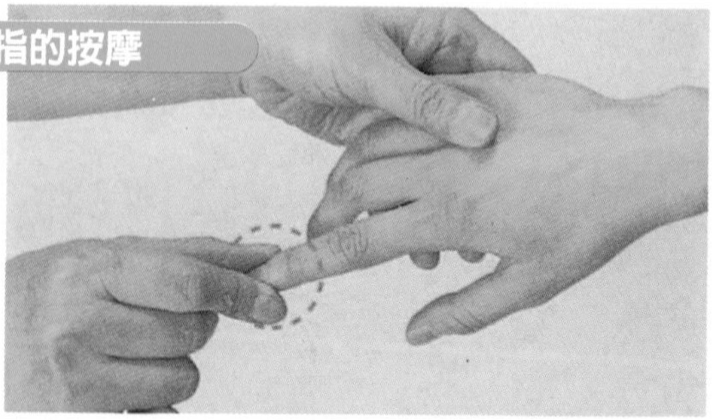

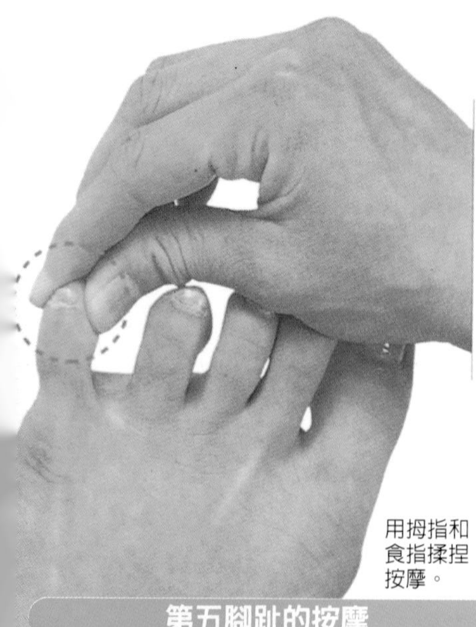

用拇指和食指揉捏按摩。

第五腳趾的按摩

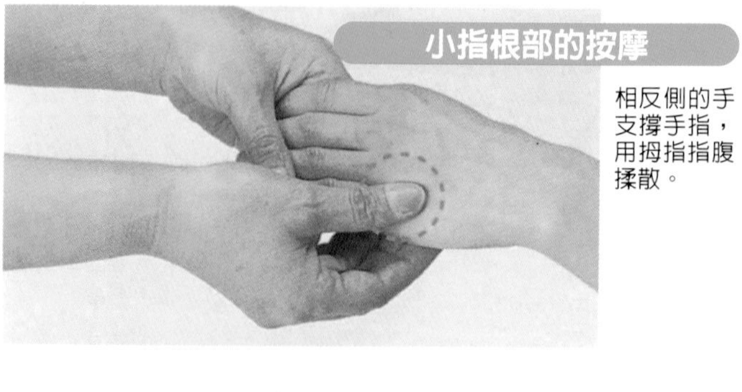

小指根部的按摩

相反側的手支撐手指，用拇指指腹揉散。

敲打腰

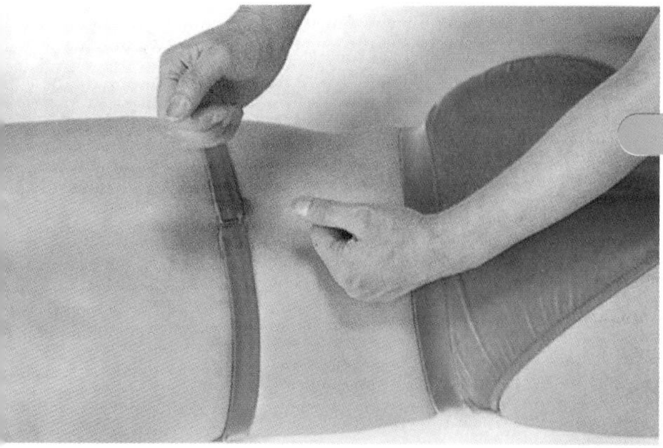

1 左右對稱，交互敲打。

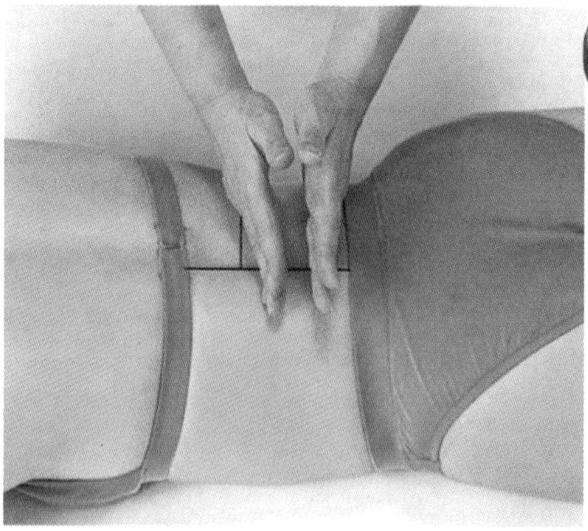

2 手置於與背骨呈直角的位置。

敲打肩

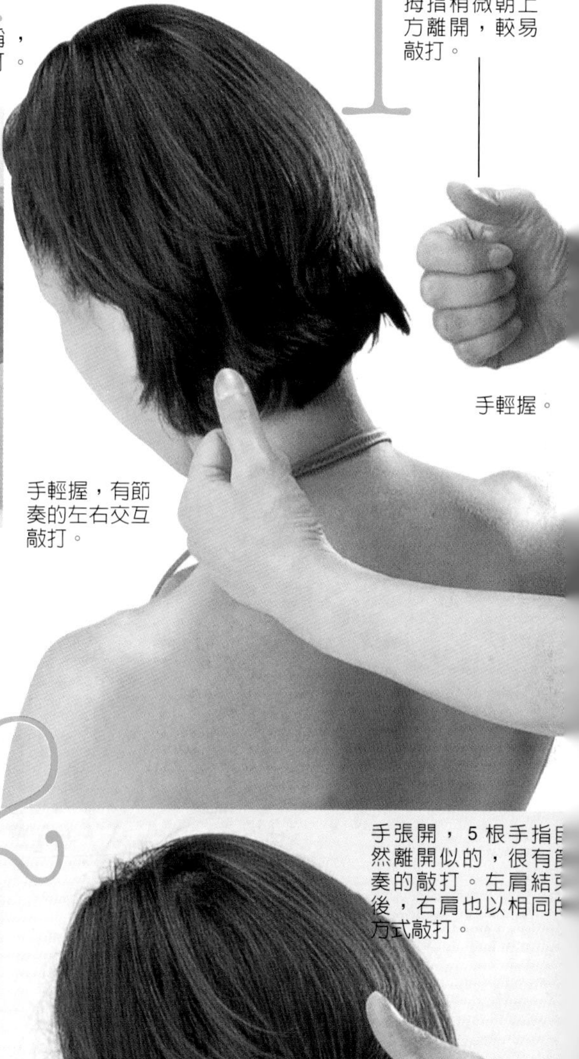

1 拇指稍微朝上方離開，較易敲打。

手輕握。

手輕握，有節奏的左右交互敲打。

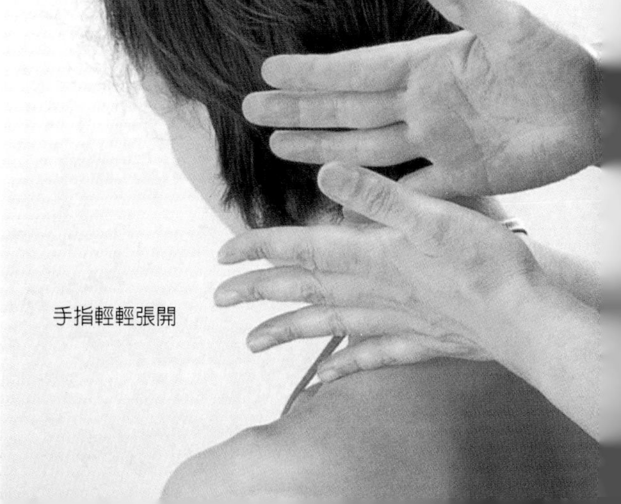

2 手張開，5 根手指自然離開似的，很有節奏的敲打。左肩結束後，右肩也以相同的方式敲打。

手指輕輕張開

敲打按摩

按摩中，也有給予敲打的刺激方法。

一種是輕輕握拳敲打法。手輕輕握拳，敲打時手腕放軟。此時拇指稍微離開其餘四指，彷彿接受敲打的反彈力似的，此方為敲打祕訣。

另一種是手張開的敲打法。手腕放軟，手自然落在按摩的部位。

在指壓的項目中（參考8頁）曾敘述過，壓力的治療嚴禁過度的刺激。用感覺舒適的力量，給予很有節奏的刺激為佳。

（竹之內）

溫熱治療

市販的簡易灸置於穴道上，感覺發燙就移開。

自古以來大眾熟悉的灸治就是使身體表面形成小的燙傷（灸痕），藉此讓血液產生生化變化，促使身體的變調恢復正常的療法。

將米粒大或半個米粒大的艾蒿鋪在穴道上，點火燃燒，這是從前就進行的方法，但這會留下灸治的疤痕，而且必須忍受燙的感覺，一旦刺激過度，壓力便無法消除。

在此所介紹的是不會留下疤痕，且能夠控制熱度的灸治與溫灸。灸治如果不能達到某種程度的熱度，就會無效，但是不過於容忍，才是去除壓力的灸治祕訣。

溫灸指的是藉著溫熱身體肌肉緊張的部分，使血液循環順暢，不僅能放鬆身體，也能消除肌肉緊張。

簡易灸的方法

使用市售，附有台座的簡易灸，感到燙的時候就去除。

足側面穴道找尋法

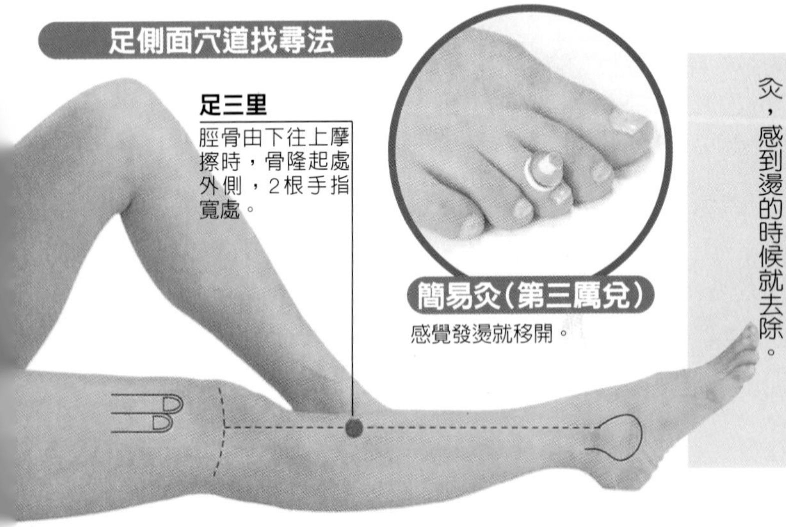

簡易灸（第三厲兌）

感覺發燙就移開。

對壓力有效的灸治穴道

神闕 此穴的位置在肚臍。

合谷 拇指與食指之間。兩側指骨交叉處，稍微朝向面前，用手指撫摸，按壓產生鈍痛感處，即此穴道的位置。

腎穴 手小指第一關節中央。

厲兌（亦稱第二厲兌） 第二腳趾指甲生長處外側，靠近腳脖子，2㎜處。

第三厲兌 第三腳趾（中指）指甲生長處外側，靠近腳脖子，2㎜處。

至陰 第五腳趾（小指）指甲生長處外側，靠近腳脖子，2㎜處。

大敦 第一腳趾（拇指）指甲生長處外側，靠近腳脖子，2㎜處。

足三里 前脛骨肌上方，腱骨由下往上摩擦時，感覺膨脹處外側，2根手指寬處，即此穴道外側。

用 熱毛巾熱敷

帶濕氣的熱，能夠溫暖體內。毛巾浸泡在熱水中，戴上塑膠手套，擰乾毛巾，並將它冷卻至不會燙傷的程度，貼於痠痛處。毛巾變冷後，浸泡在熱水中，反覆熱敷十～十五分鐘。

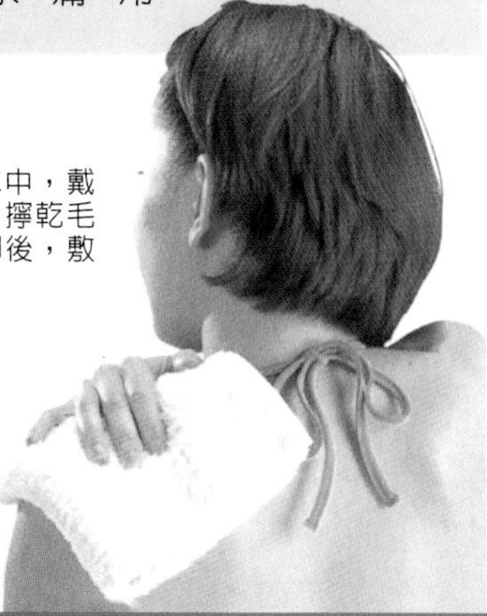

毛巾泡在熱水中，戴上塑膠手套，擰乾毛巾，稍微冷卻後，敷於患部。

用熱毛巾熱敷

利 用吹風機加熱

利用吹風機的熱風吹痠痛的部位，感覺發燙時，就將吹風機移開，反覆數次。（竹之內）

利用吹風機加熱

患部吹熱風，感覺燙時即移開，反覆數次。

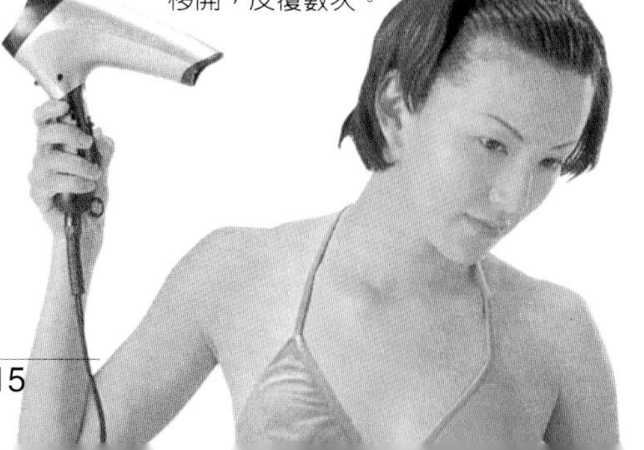

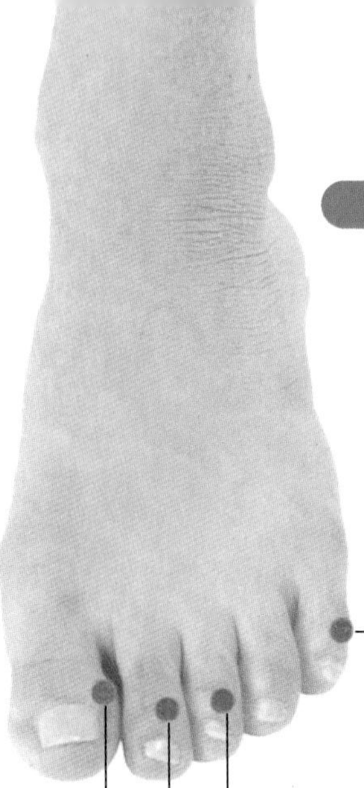

腳底穴道找尋法

湧泉

第一腳趾與第二腳趾之間，朝中心 5 ~ 6 cm處，人字形陷凹處中央。

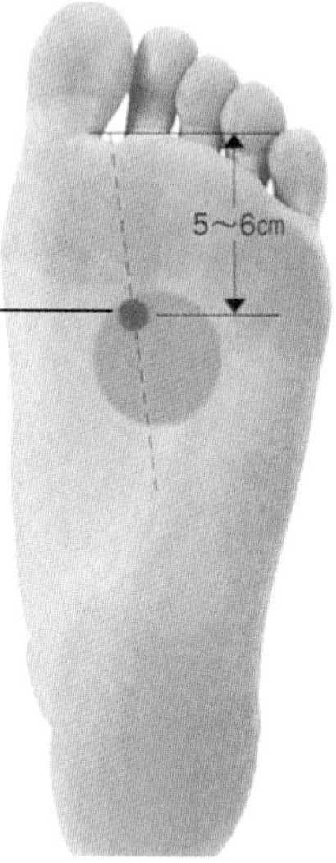

足背穴道找尋法

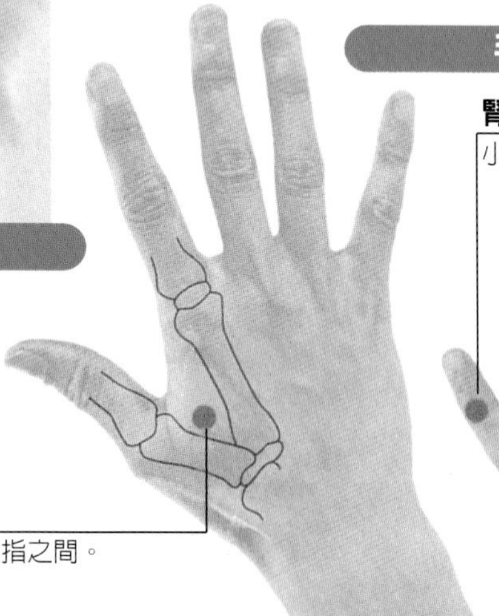

合谷

拇指與食指之間。

手穴道找尋法

腎穴

小指第一關節中央。

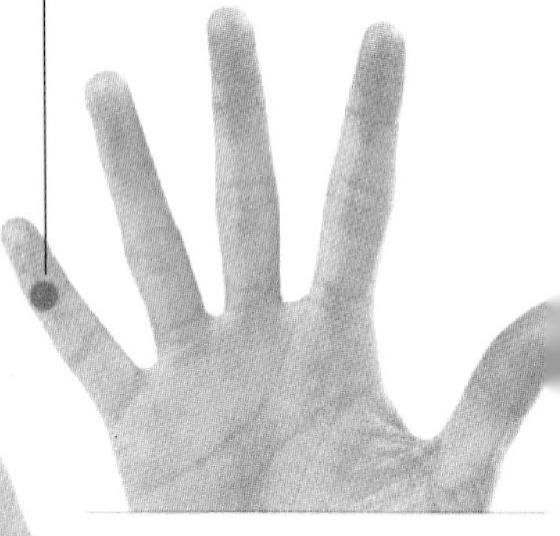

腹部穴道找尋法

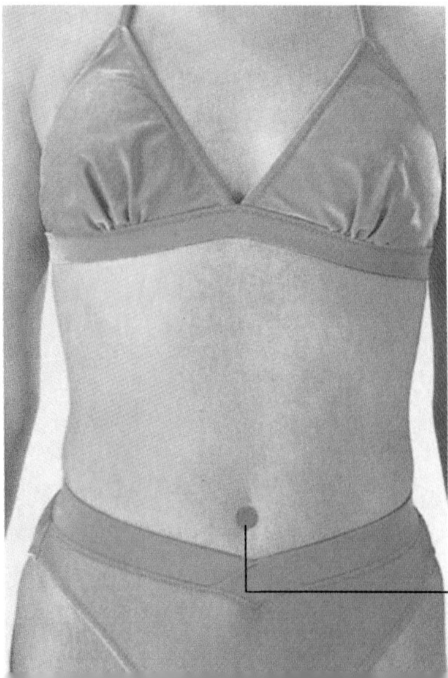

神闕

肚臍的位置。

湧泉 第一腳趾與第二腳趾之間，朝中心5～6㎝處，即腳掌形成人字形陷凹處的中央。

花草與芳香療法治療

混合適合自己的精油，進行芳香療法。

感覺受到壓力時，人會產生各種症狀，頭腦不清晰、情緒低落、身體倦怠及疲勞無法去除等，感覺因人而異，各有不同。

欲消除壓力，恢復健康，必須藉著鎮靜、殺菌、收斂作用及芳香作用，使身心覺得安詳，因此花草療法或芳香療法很有效。

花草療法或芳香療法即藉著花草的芳香、滲透成分，透過鼻子、皮膚和血液循環，對腦和神經系統發揮作用，使其活性化，調整對於身體造成各種不良影響的腦神經或荷爾蒙的失調。

最近能夠買到簡便的花草或精油，在家中可以輕鬆進行花草療法或芳香療法。充分理解花草有效成分，選擇適合自己的花草，參考以下的方法來消除壓力吧！

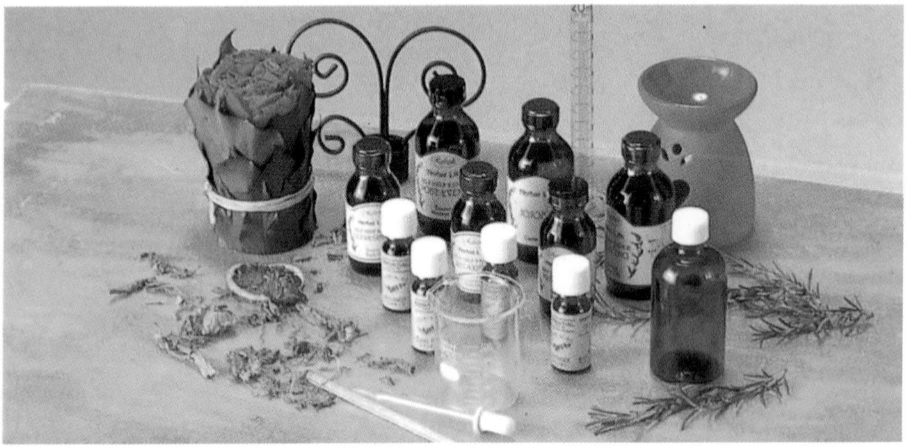

芳香按摩

芳香按摩是藉由精油來進行的按摩，利用按摩達到促進血液循環的效果，同時藉著來自皮膚的滲透成分及芳香成分，使腦和神經活性化，放鬆身心，得到最佳的效果。

①以基油（稀釋精油取得的油，採用荷荷葩、月見草、甜杏仁等植物油）為基礎，混合三～四種精油。精油的合計使用量為基油的一～二%，較為適當。最初從○．五～一%開始慢慢增量，混合的種類以三～四種為佳。

按摩前一定要做肌膚測試（先在按摩的部位塗抹混合精油少量，二十四小時後，觀察皮膚反應），確認皮膚無異常。開始按摩時，最初的一點點刺激和些許變化都要注意。一旦皮膚發生異常，就要立刻停止按摩。

按摩所使用的油

●欲消除壓力時1

精油	15ml
天竺葵	2 滴
薰衣草	2 滴
檀香	2 滴

●欲消除壓力時2

基油	30ml
夷蘭	2 滴
廣藿香	1 滴
茉莉	1 滴

●欲消除憂鬱情緒時

基油	15ml
薰衣草	2 滴
天竺葵	2 滴
浪漫西洋甘菊	1 滴

●欲放鬆時

基油	30ml
薰衣草	2 滴
香紫蘇	1 滴
蜜蜂花	1 滴

按摩的方法

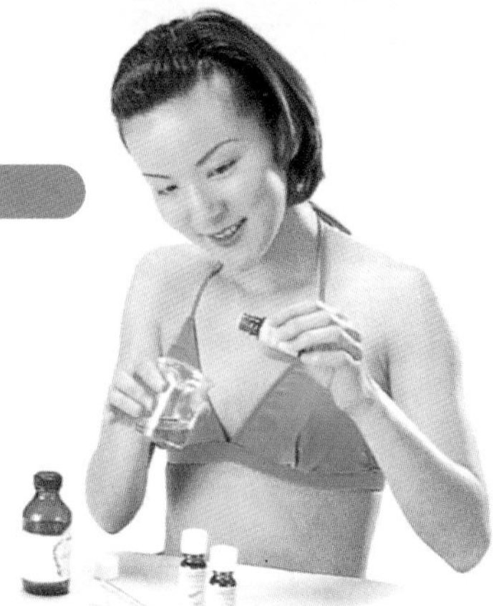

1 以基油為基礎，混合 3 ~ 4 種精油。

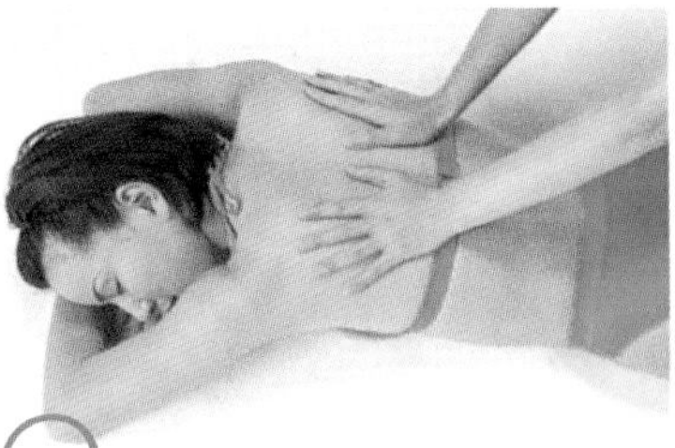

2 接受按摩者俯臥，按摩者坐於其側面，將混合精油塗抹於整個背部。

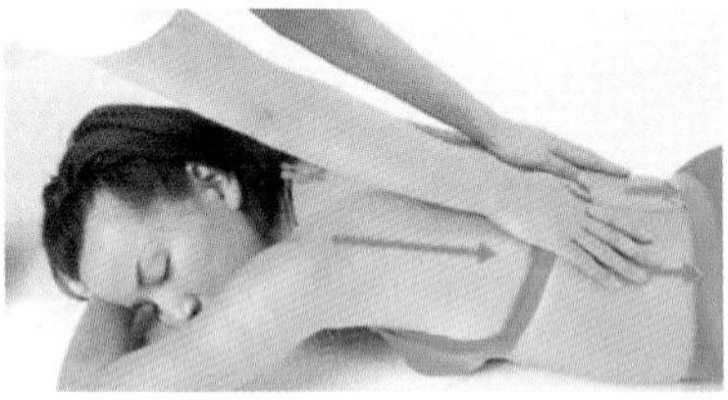

3 按摩者繞到接受按摩者頭的位置，雙手手掌緊貼於背部，拇指沿著背骨兩側，從脖子根部至臀部為止，慢慢的滑行。以一定的速度，力道適度的摩擦。

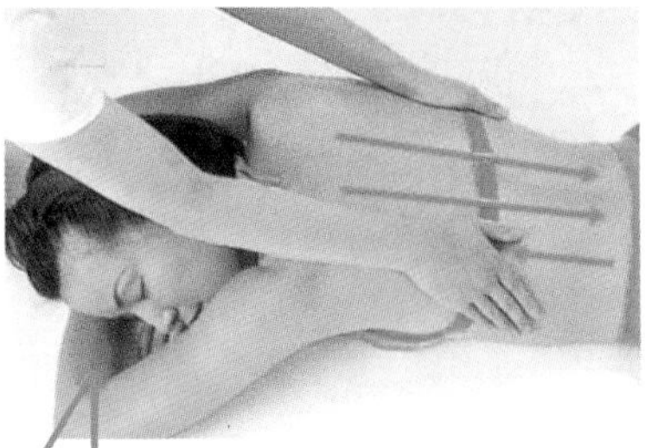

4 按摩到臀部為止，從臀部沿著身體兩側，朝手臂根部滑行。

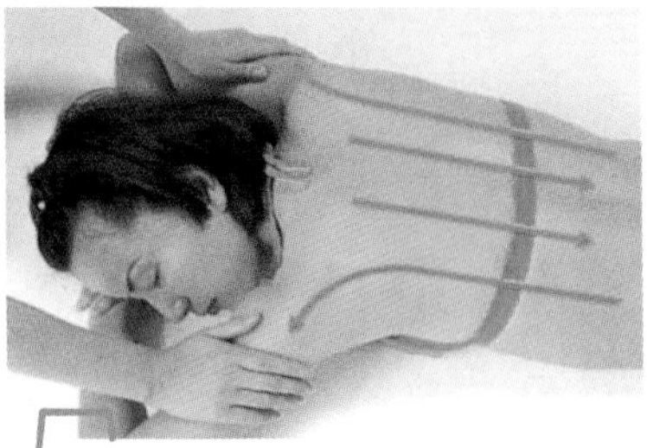

5 到達手臂根部，移向手臂、手肘，用手掌摩擦手肘 2 ~ 3 次後，回到肩膀。

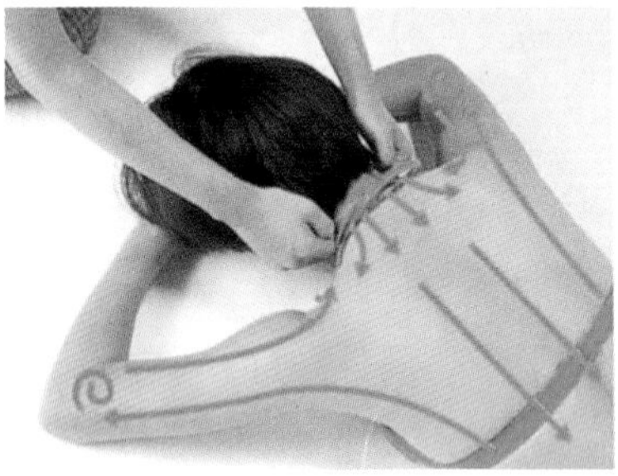

6 到肩膀後，用拳頭中央部摩擦頸部側面 2 ~ 3 次。壓迫枕部的後脖頸根部 2 ~ 3 秒，手始終不可以離開身體，反覆進行 3 次。

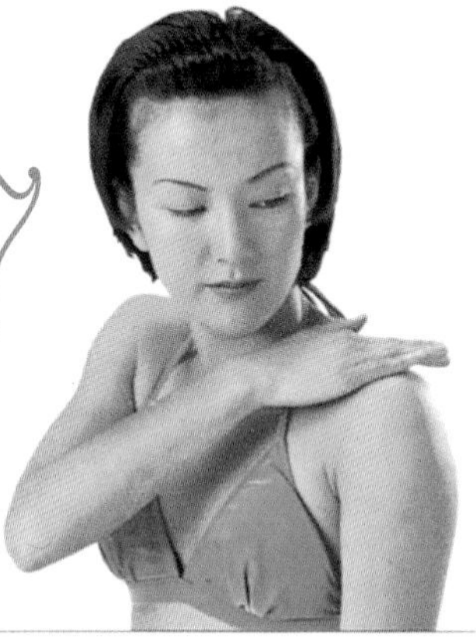

7 自己按摩時，從肩膀前端開始畫圓，朝向頸部按摩。按摩結束，泡澡，沖洗掉精油。

②接受按摩者俯臥，按摩者坐在其側面，混合精油塗抹於整個背部。

③按摩者繞到接受按摩者頭的位置，雙手手掌緊貼於背部，拇指沿著背骨兩側，從脖子根部到臀部為止慢慢滑行，以一定的速度，力道適度的摩擦。

④按摩到臀部為止，再從臀部沿著身體兩側，朝手臂根部滑行。

⑤從手臂根部移到手臂、手肘，用手掌摩擦手肘二～三次，再回到肩膀。

⑥回到肩膀後，用拳頭中央部摩擦脖子側面二～三次，最後壓迫枕部後脖頸根部二～三秒。

⑦③～⑥，手都不可以離開身體，反覆進行三次。

⑧自己按摩時，從肩膀到脖子，用手掌按摩。自肩膀前端一邊畫圓，一邊朝脖子按摩。

按摩後，泡個澡，沖洗掉精油。

溫熱身體內外，使芳香療法效果倍增。

精油浴

為消除一天的疲勞，使用芳香精油浴最適合。泡澡能夠促進血液循環，使得滲透成分能夠迅速進入體內，期待芳香浴的效果。

①滴幾滴精油到溫水中（約三十八度）。

②充分攪拌，泡十五～二十分鐘。

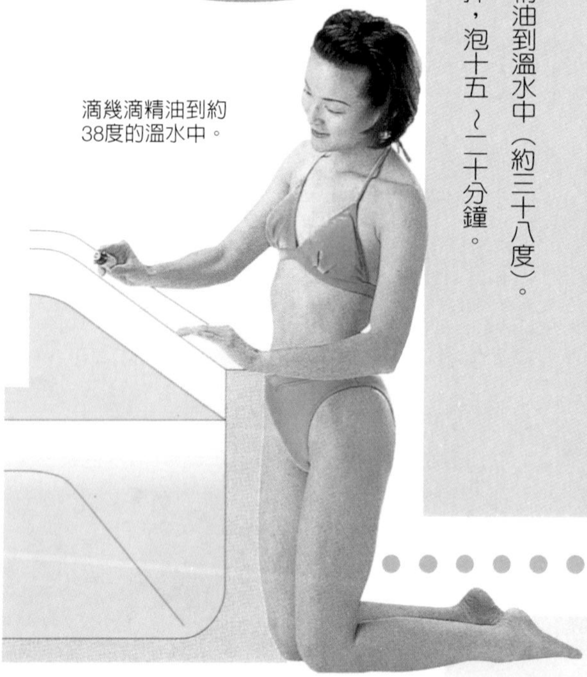

滴幾滴精油到約38度的溫水中。

精油浴所使用用的精油

●欲使頭腦和身體清爽時

迷迭香	2滴
刺柏莓	2滴

●欲煥然一新時

花薄荷	2滴
迷迭香	2滴

●欲放鬆時

薰衣草	3滴
浪漫西洋甘菊	3滴
檀香	1滴

●心情憂鬱時

香紫蘇	2～3滴
香檸檬	2滴
葡萄柚	2滴

●欲治療身心疲勞時

夷蘭	3滴
玫瑰木	2滴
天竺葵	2滴

溫濕布療法所使用的精油

香紫蘇
浪漫西洋甘菊
刺柏莓
天竺葵
檀香
玫瑰木

溫濕布

溫濕布是與精油浴同樣的，能夠溫熱身體，藉由皮膚吸收滲透成分的療法。十分簡便，能發揮極大的功效。

①洗臉盆中準備100～200ml的約38度溫水，滴入1～2滴的純精油，不要混合。

②彷彿吸收精油似的，將毛巾浸泡在裡面，擠乾毛巾。

③毛巾從脖子後面搭在肩膀上，用保鮮膜包住，熱敷肩膀，直到毛巾冷卻為止。

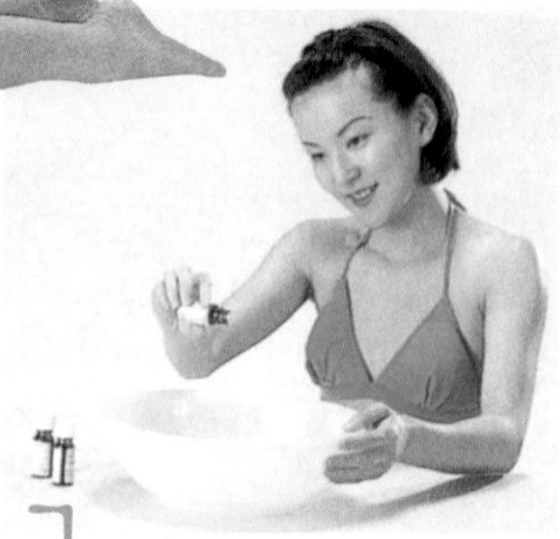

1

在洗臉盆中準備100~200ml的約38度溫水，滴入純精油1～2滴。

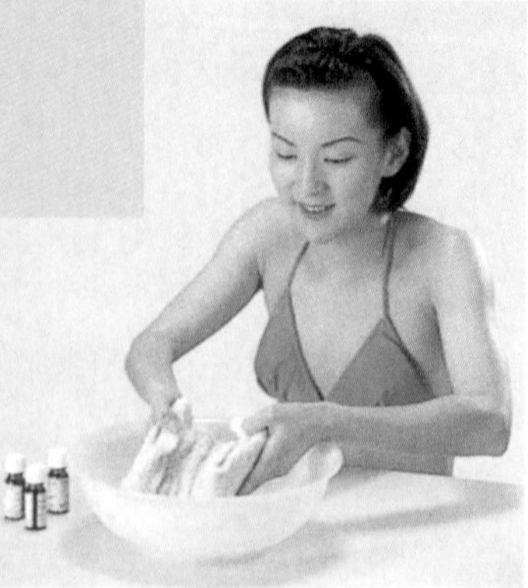

2

彷彿吸收精油似的，將毛巾浸泡其中，再擠乾。

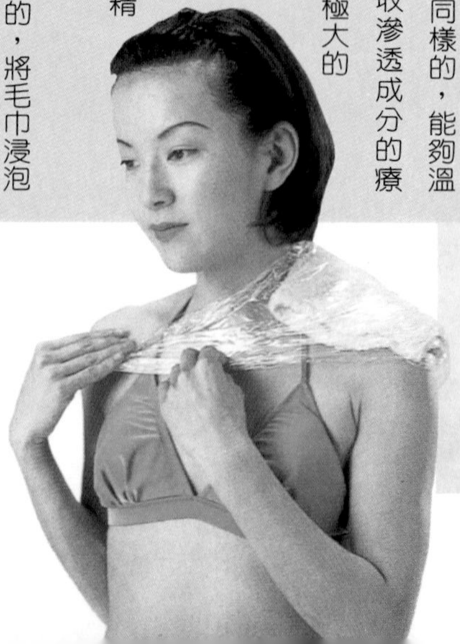

3

毛巾從脖子後面搭在肩膀上，用保鮮膜包住，熱敷肩膀，直到毛巾冷卻為止。

對壓力有效的花草

薰衣草	消除不安和憂鬱，鎮定心神
香茅	去除緊張，消除疲勞
羅勒	消除不安、緊張，培養集中力
花薄荷	消除緊張，放鬆，獲得安詳的睡眠
夷蘭	消除不安、恐懼心，培養自信
浪漫西洋甘菊	鎮定心神，使女性更美
香紫蘇	去除強迫觀念或憂鬱、不安
葡萄柚	使頭腦清晰，去除過去的緊張
檀香	去除攻擊性或恐懼、憂鬱
刺柏	消除不安，去除對於責任的恐懼或倦怠，變得苗條
茉莉	消除憂鬱、無氣力、無感動
天竺葵	去除過度的執著和情緒的動搖
廣藿香	去除不安及強迫觀念、權力慾
薄荷	培養決斷力，給予勇氣
香檸檬	去除不安或消極思考
蜜蜂花	去除疏離感或孤獨感
玫瑰油	去除疏離感及深切的悲哀、恐懼感
迷迭香	使意識清晰，去除疲勞、倦怠
玫瑰木	鎮定身心，使身心煥然一新
菩提樹	鎮定心神

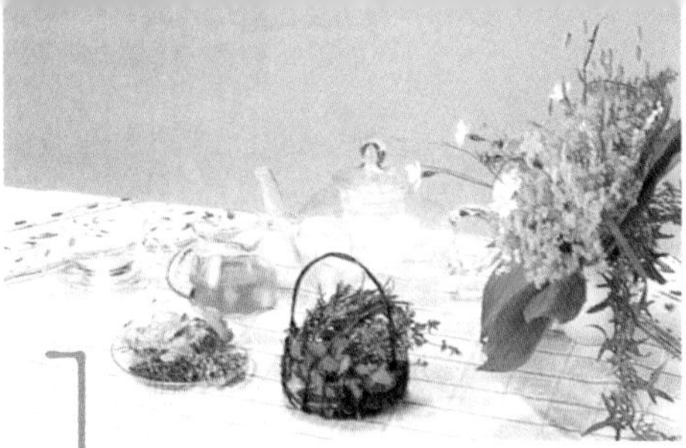

1 準備小茶壺和茶杯，事先加熱。

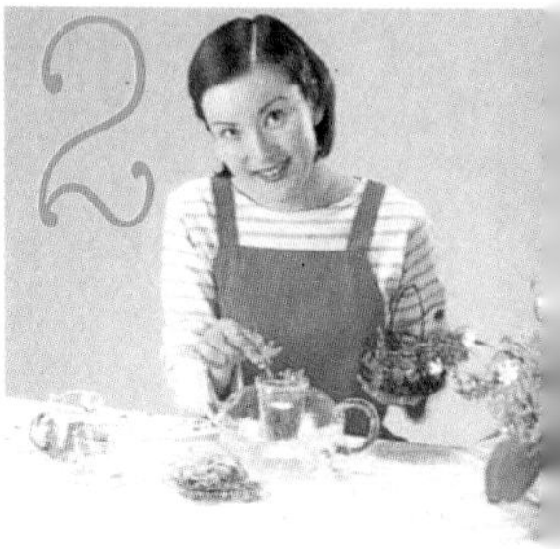

2 1人份的乾花草合計使用1茶匙，若是新鮮花草，則為2茶匙，依個人喜好混合調製。混合的花草放入小茶壺中，倒入滾水，擱置3～5分鐘。

3 使用濾茶器，將花草茶靜靜倒入杯中。不要添加人工甘味料，可以使用蜂蜜或楓葉糖漿調配甘味。

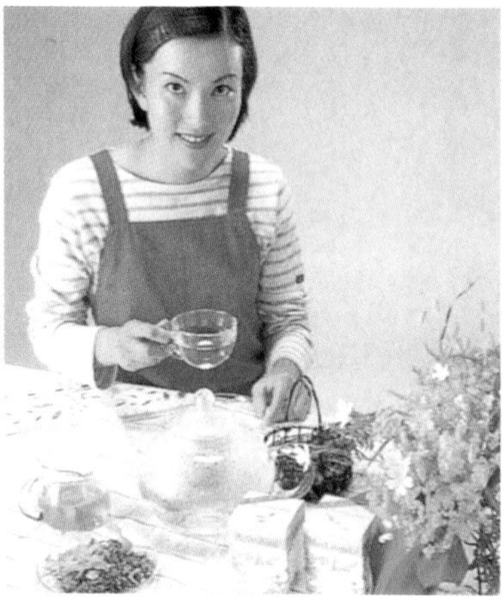

混合花草

● **焦躁時**
西洋甘菊
菩提樹
薰衣草

● **消除壓力**
百里香
薄荷
迷迭香

● **憂鬱時**
百里香
甜橙花
迷迭香

使用市售的花草茶就更簡單了。

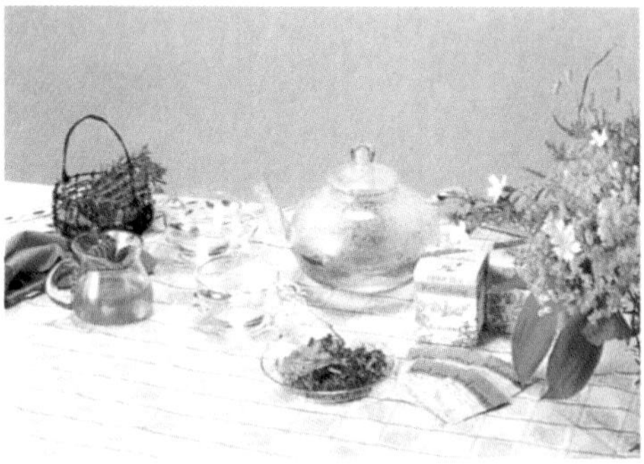

花草茶

飲用花草茶不僅能夠享受香氣和色澤之樂，同時可以輕易攝取到有效成分。

進行精油按摩、精油浴及溫濕布療法後，喝杯花草茶，能使效果倍增。

花草茶採用乾燥花草及新鮮花草等兩種可以依據個人喜好的花草。

最近市售花草茶的材料及做成茶包型的花草茶簡單且豐富，能夠輕易的品嘗到。在此介紹自己購買花草，混合製作花草茶的方法。

①準備小茶壺和杯子，事先加熱。

②依個人喜好調整混合比例，一人份的乾花草合計為一茶匙，如果使用的是新鮮花草，則為二匙。混合的花草放入茶壺中，倒入滾水，擱置三~五分鐘。

③使用濾茶器，將花草茶靜靜倒入杯中。不要添加人工甘味料，可以使用蜂蜜或楓葉糖漿調配甘味。一天飲用二~三杯。將煮滾做好的花草茶放入冰箱中保存再飲用，風味亦佳，但是初學者最好還是不要這麼做

（衣川）

1 當場消除工作疲勞的體操

乍聞「壓力」這個字眼，許多人都會認為是「精神」、「神經」或「頭腦」的問題，但是壓力不僅會造成心理不安，同時也是心臟病或高血壓等全身疾病的原因。亦即「身體」與「心靈」並非個別運作的。

持有駕照者，在考駕駛時，應該會有這樣的經驗。練習時，當「頭腦」緊張時，「身體」也會變得僵硬。無法用「頭腦」理解時，就會顯得情緒焦躁。

這時候「身體」即肌肉若能放鬆，就能使「頭腦」(神經）放鬆，鎮靜精神。日常生活中，若能巧妙納入體操，便可幫助身心放鬆。特別需要活用的就是會造成過度緊張的職場。

「身心症」這個名稱開始流行時，

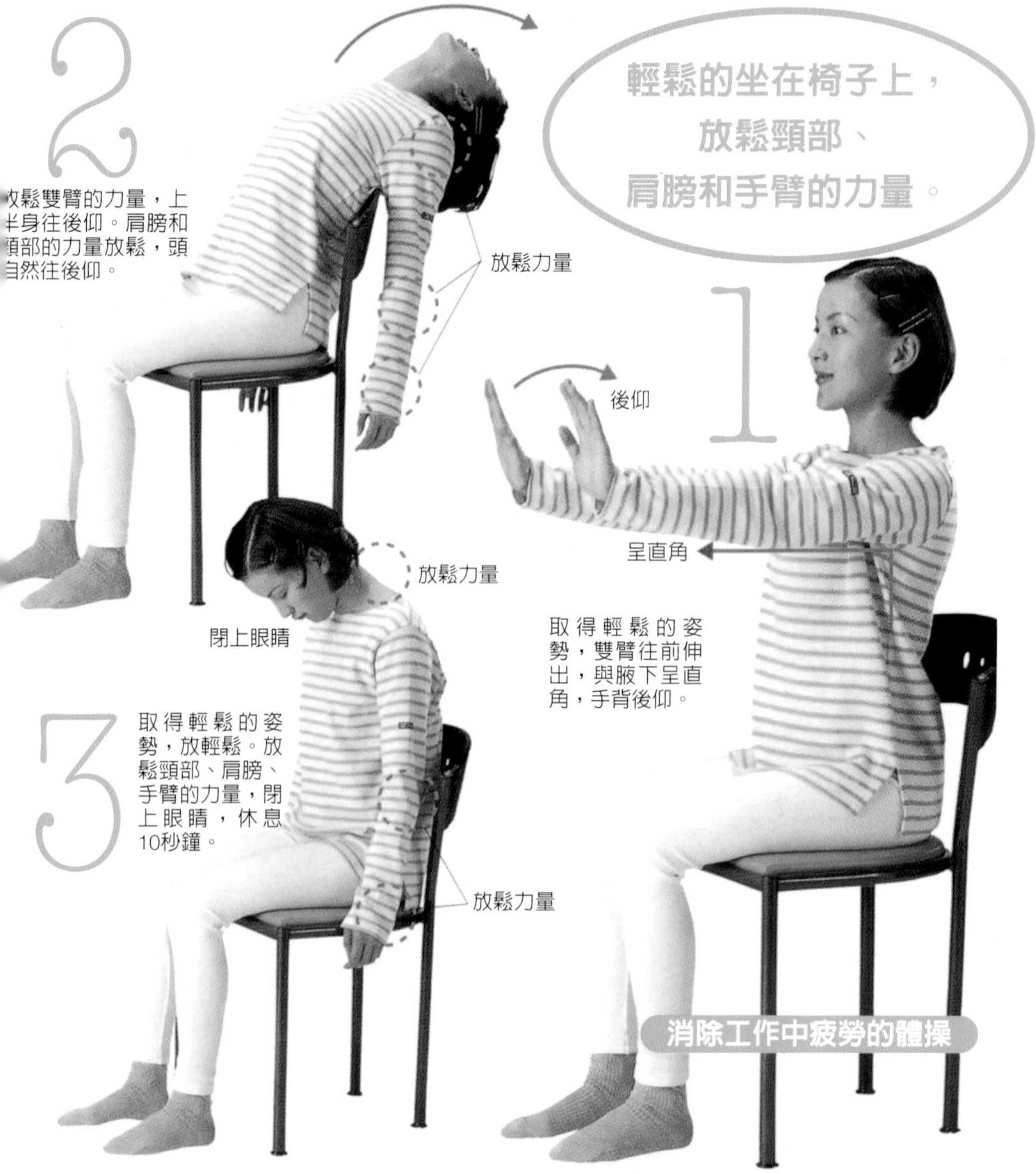
輕鬆的坐在椅子上，
放鬆頸部、
肩膀和手臂的力量。
1
後仰
呈直角
取得輕鬆的姿勢，雙臂往前伸出，與腋下呈直角，手背後仰。
2
放鬆雙臂的力量，上半身往後仰。肩膀和頸部的力量放鬆，頭自然往後仰。
放鬆力量
3
放鬆力量
閉上眼睛
取得輕鬆的姿勢，放輕鬆。放鬆頸部、肩膀、手臂的力量，閉上眼睛，休息10秒鐘。
放鬆力量

相信不少人都抱持著聽過就算了的態度。工作時容易緊張，能否巧妙消除緊張，就是一大問題了。在你焦躁的想伸手拿菸抽時，稍微活動手腳，結果便可以減輕稍後的疲勞。

在此介紹，趁著工作空檔，坐下來即可進行的簡單體操。

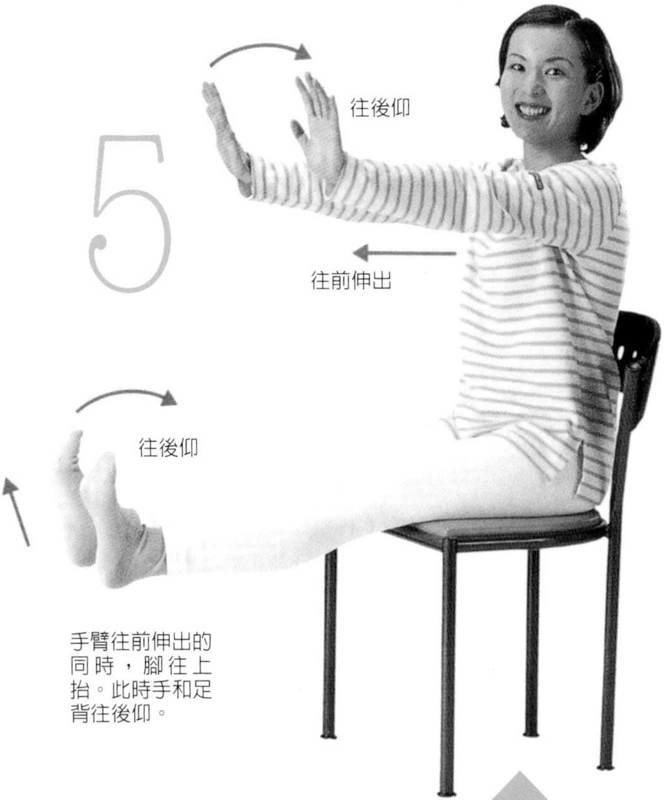

手臂往前伸出的同時，腳往上抬。此時手和足背往後仰。

消除工作疲勞的體操

①輕鬆的坐在椅子上。雙臂向前伸出，與腋下呈直角，手臂後仰。

②靠在椅背上坐著，放鬆雙臂的力量，雙臂下垂，上半身盡量往後仰。放鬆肩膀和頸部的力量，頭自然往後倒。

③取得輕鬆的姿勢，放鬆身體各處多餘的力量，盡量放輕鬆，尤其要充分放鬆頸部、肩膀、手臂的力量，閉上眼睛，靜止十秒鐘，稍作休息。

④雙手插腰，胸盡量往前凸出，頭盡量往後仰，閉上眼睛。吐氣，放鬆胸的力量，如③所示，雙手下垂，保持輕鬆的姿勢，反覆做四次，休息五秒鐘。

⑤雙臂向前凸出，同時雙腳往上抬，此時手和足背盡量往後仰。

（渡邊）

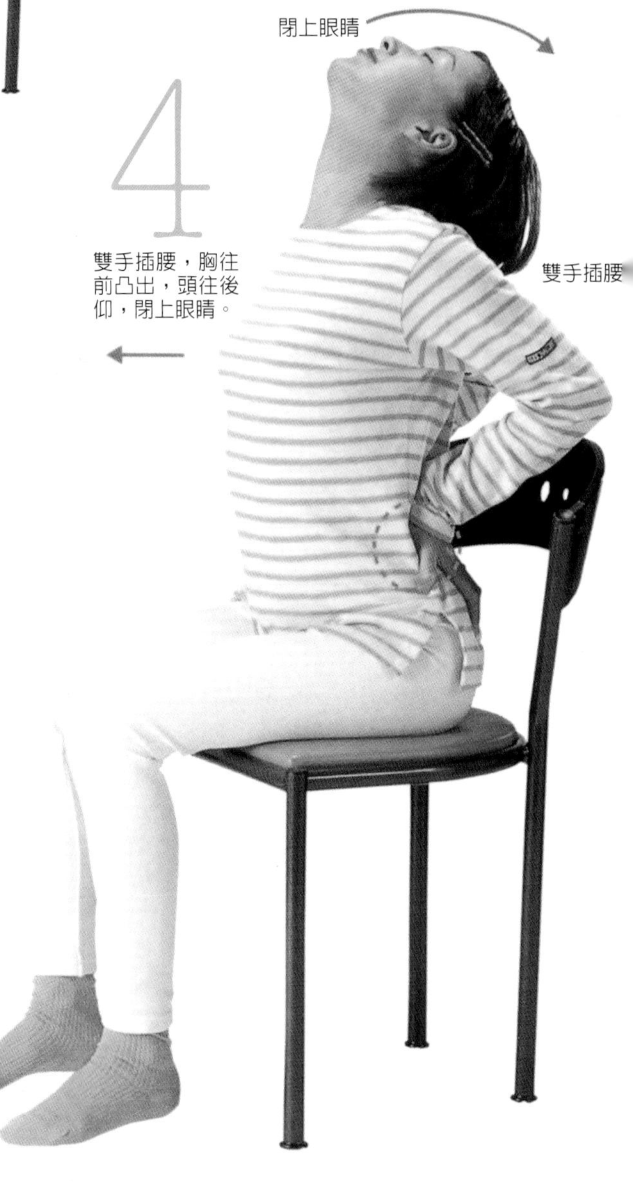

雙手插腰，胸往前凸出，頭往後仰，閉上眼睛。

2 體操治療

消除一天疲勞的體操

**睡前花5分鐘，
動作大而緩慢的進行體操，
放鬆心情來做。**

俗話說：「愛睡覺的孩子容易長大。」充足的睡眠能夠消除一天的疲勞，使身心復甦，但是相信任何人都有愈想睡就愈睡不著的經驗，尤其是翌日要遠足的孩子，會因興奮而難以成眠。

同樣的，當白天的緊張和興奮無法消除時，就會產生一種一定要睡著的焦躁情緒，反而容易引起失眠。

若想好好的睡一覺，就寢前，務必要放鬆身心，聽聽安詳的音樂、泡澡都是有效的方法。不過，睡前做體操更有效。體操能夠去除因為一天工作所產生的姿勢偏差或部分瘀血，鎮定身心的興奮，製造容易睡眠的狀態。

睡前體操是以形成容易睡眠的狀態為目的，絕對不要做得過度。配合當天的疲勞，拿捏時間或種類，不過僅止於五分鐘內。此外為了放鬆身心，要閉上眼睛，動作大而緩慢的進行。用力時吸氣，放鬆力量時則靜靜吐氣，慢慢放鬆身體的緊張。

不要去想要拚命做體操，讓自己容易入眠，而要抱持輕鬆的心情進行。

消除一天疲勞的體操

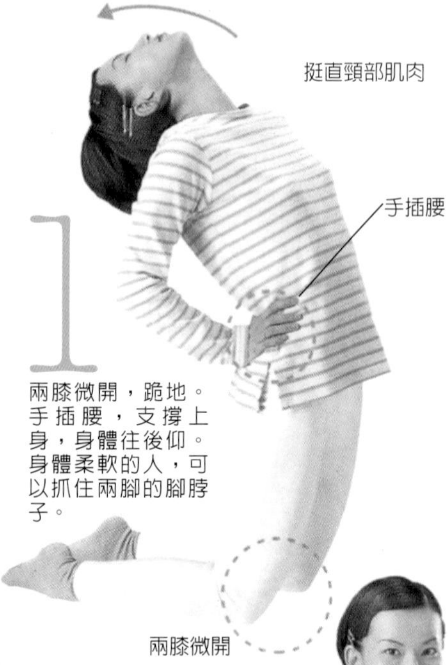

1
兩膝微開，跪地。手插腰，支撐上身，身體往後仰。身體柔軟的人，可以抓住兩腳的腳脖子。

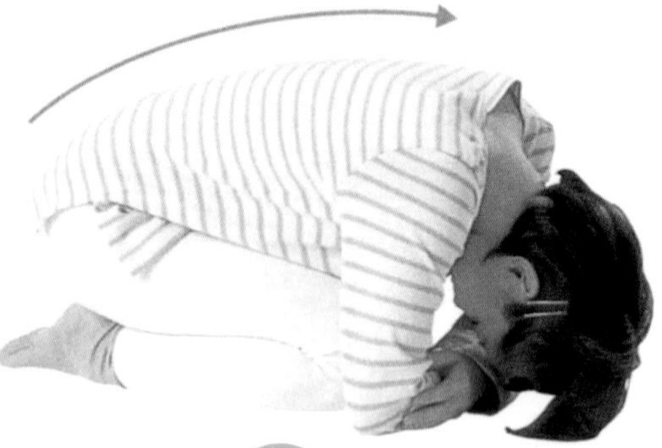

2
兩膝微開，雙手抱膝，盡量將身體縮小，讓頭貼於膝，動作大而緩慢的進行。

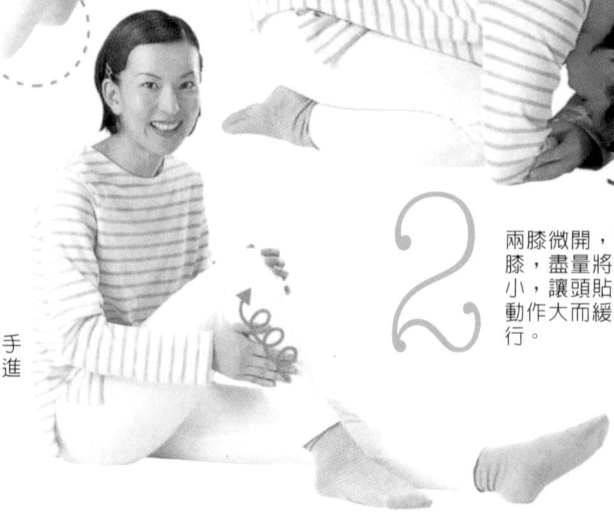

3
單膝微曲坐下，雙手從腳脖子到小腿肚進行按摩。

消除一天疲勞的體操

①兩膝微開，膝跪立，手插腰，支撐上身，身體靜靜的後仰。頭後仰至能夠看見地面為止，伸展頸部肌肉。身體柔軟的人，可以後仰到抓住雙腳的腳脖子。

②兩膝微開，落腰，雙手抱膝，身體盡量縮小，使頭碰到膝。動作大而緩慢的進行。

③單膝微曲坐下，雙手從彎曲的腳脖子到小腿肚進行按摩。按摩從距心臟較遠處開始，慢慢接近心臟。

④每一根腳趾都要拉扯、擺盪，此時要放鬆腳的力量。

⑤雙腳的每一根腳趾都朝足背的方向拉，再突然還原。

⑥仰躺，雙手握拳，墊於腰下。挺胸，抬腰。腰充分伸展後，鬆開手，吐氣時，落腰放鬆，反覆進行四次。放鬆全身的力量，靜靜的休息。

（渡邊）

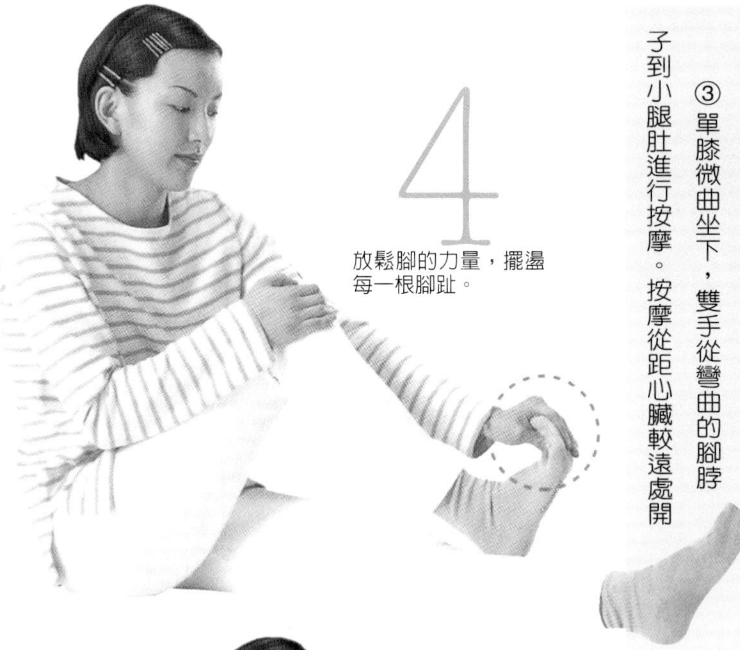

4

放鬆腳的力量，擺盪每一根腳趾。

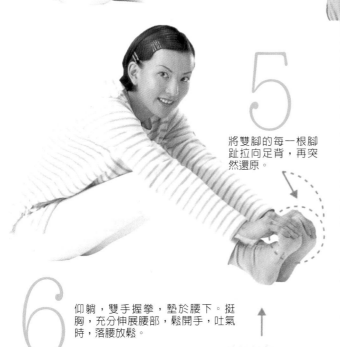

5

將雙腳的每一根腳趾拉向足背，再突然還原。

6

仰躺，雙手握拳，墊於腰下。挺胸，充分伸展腰部，鬆開手，吐氣時，落腰放鬆。

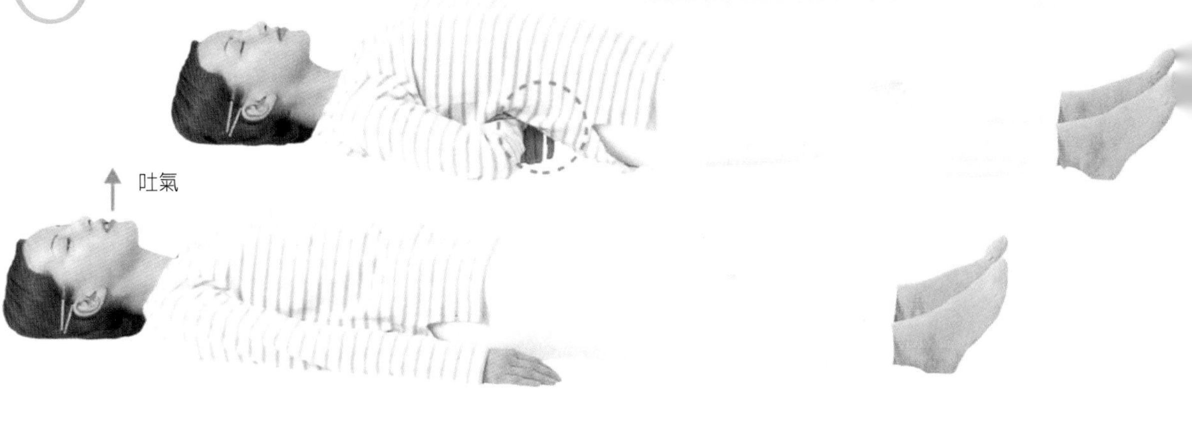

3 保證爽快清醒的體操

坐在床上，穿著睡衣進行，切勿用力，並很有節奏的持續做5分鐘。

熟睡對於爽快清醒而言，是不可或缺的要件。不過即使睡得很好，仍有人睡醒時覺得不清爽。

睡覺時，人的頭腦與身體會停止活動，清醒後，想立刻運轉是不可能的。甦醒後，感覺是否爽快，在於清醒後至頭腦和身體能充分活動前的時間長短來決定，通常要花一小時左右。

早起前，我們會伸懶腰，這就是藉著活動身體，無意識給予腦清醒中樞刺激。早晨的體操能夠給予腦適當的刺激，不僅能爽快清醒，也可以當成今天一天能夠愉快度過的暖身體操。

這個體操可以說是讓身心容易活動的準備體操，如果做得過度，容易疲倦，那麼就會失去它的功效。

坐在床上，穿著睡衣，輕鬆的做，時間僅止於五分鐘以內。切勿用力，要很有節奏的進行。

做體操時可以發現，不容易活動的身體，逐漸變得柔軟。接下來的一天，必須長時間在職場緊張度過，因此，事先柔軟身體非常重要。吸滿新鮮的空氣，以悠閒的心情開始愉快的一天吧！

清醒爽快的體操

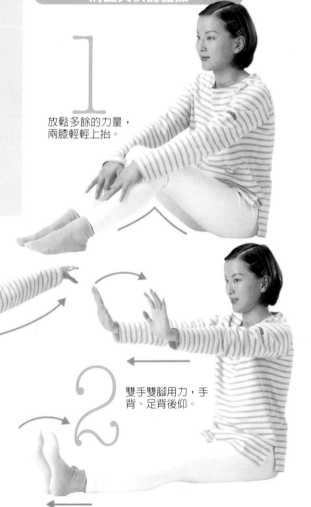

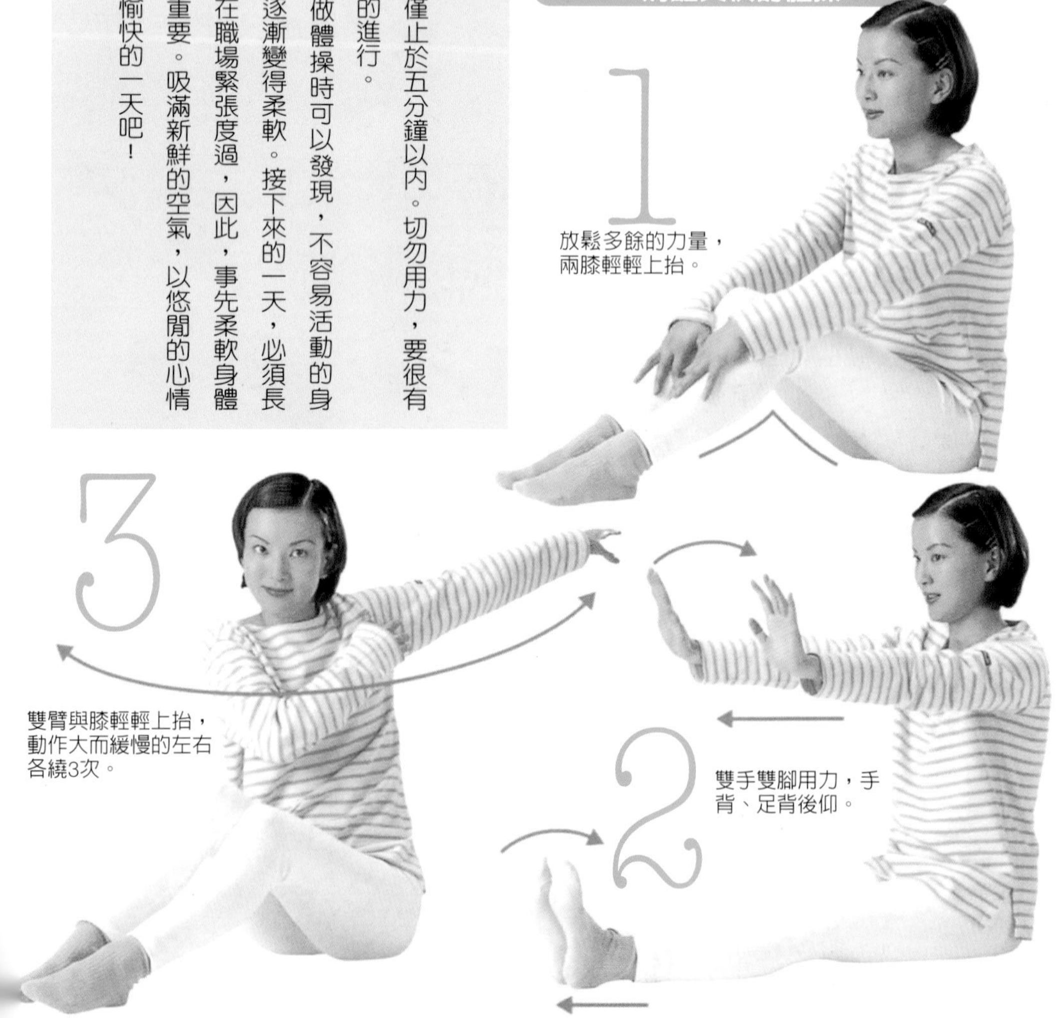

清醒爽快的體操

①早上清醒後，坐在床上，採取輕鬆的姿勢，放鬆多餘的力量，兩膝輕輕上抬。

②雙手雙腳用力伸直，手背、足背盡量後仰。

③雙臂與膝輕輕上抬，上身慢慢朝左右各繞三次。

④雙手伸向身體斜後方，支撐上身。腳上抬，雙腿伸直並交叉，左腿在上，右腿在下，繼而右腿在上，左腿在下，交互上下移動。

⑤站起來，手在頭後交疊，張開雙臂，收縮腹肌，鼻子吸氣，嘴巴吐氣。呼吸深而慢的進行，反覆做三次。

⑥雙腿輕輕張開，手插腰，挺直後脖頸，頭倒向左右，彷彿畫圓似的，大而緩慢的旋轉。放鬆肩膀的力量，左右進行次數相同。

⑦張開雙腿，雙手抬高伸直，下半身不要動，上身左右交互扭轉。

（渡邊）

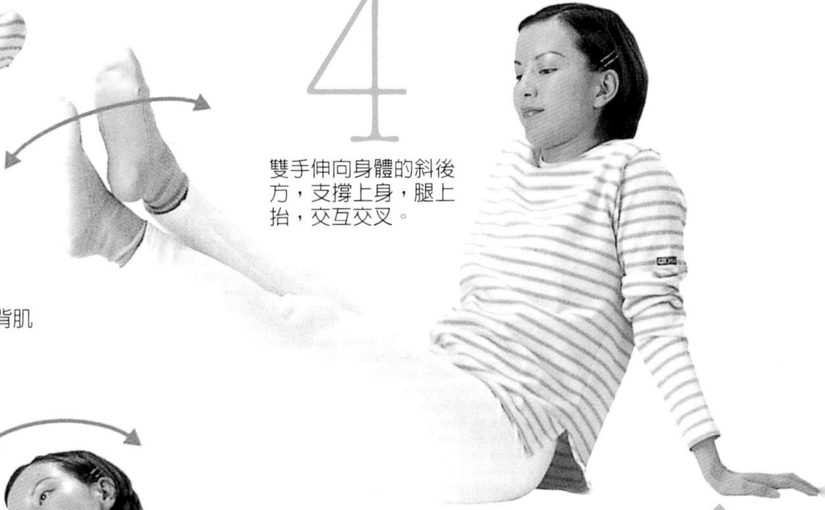

4

雙手伸向身體的斜後方，支撐上身，腿上抬，交互交叉。

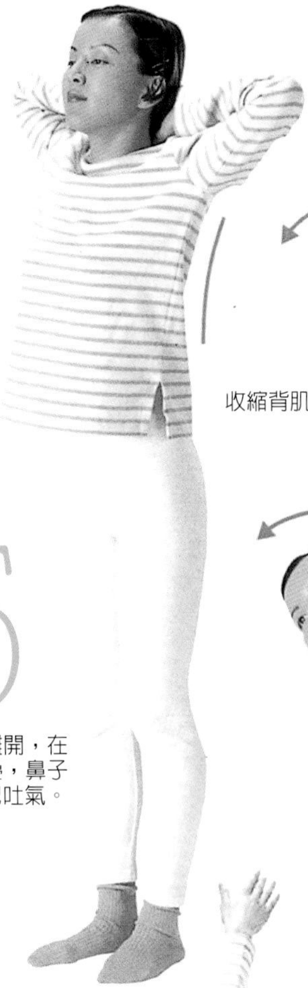

收縮背肌

5

雙臂盡量攤開，在頭後方交疊，鼻子吸氣，嘴巴吐氣。

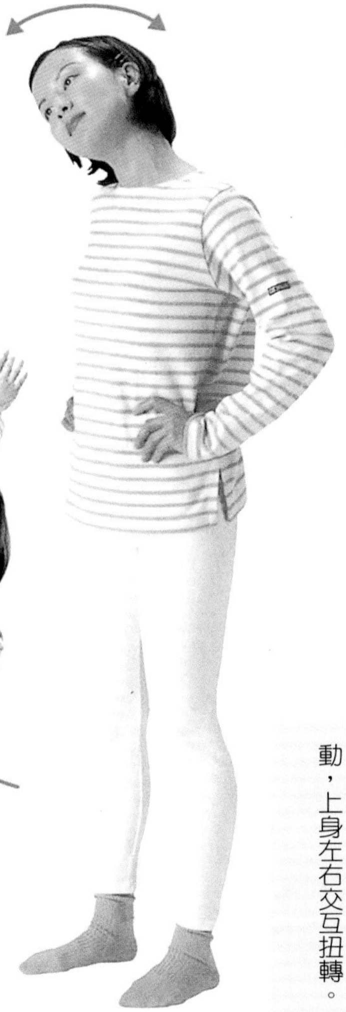

6

腿輕輕張開，手插腰，伸直後脖頸，頭朝左右倒，慢慢大幅度的繞。

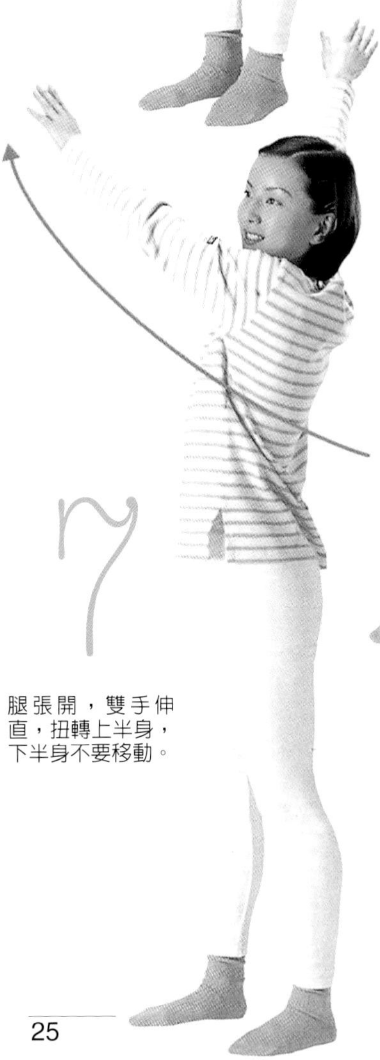

7

腿張開，雙手伸直，扭轉上半身，下半身不要移動。

呼吸法治療

收下腹，慢慢吐氣，放鬆腹部的力量，迅速吸氣。

呼吸的方式分為胸式和腹式，通常男性用腹式，女性則會用胸式呼吸。腹式即腹部用力，慢而長的吐氣，促使副交感神經緊張，產生意志力。胸式則是胸前用力吸氣，促使交感神經緊張，提高緊張度的構造。

為了控制情感，克服焦躁等的壓力，以正確的姿勢進行腹式呼吸非常重要。

正確姿勢的方法

要取得正確姿勢，從心窩以上，即頭、頸部、手的力量放鬆，下腹部到足則要隨時保持用力的狀態。

首先，收下顎，胸朝前凸出，肩膀左右保持水平。腋下彷彿夾一個蛋似的，放鬆肩膀和頸部的力量。

下半身用力的祕訣是腳的拇趾與膝的內側用力，骨盆下降似的，腰往前凸出，收下腹，取得與腰力的平衡。

腹式呼吸的正確作法

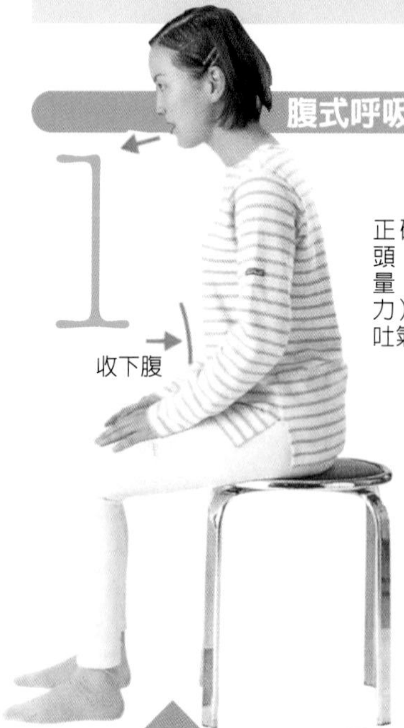

正確的姿勢（放鬆頭、頸部、手的力量，下腹部到足用力），收下腹，慢慢吐氣。

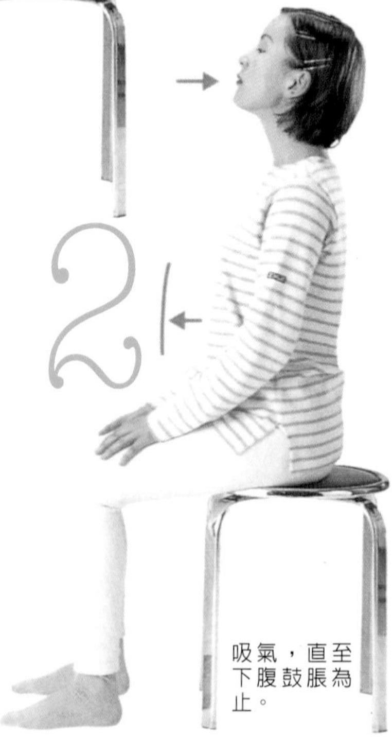

吸氣，直至下腹鼓脹為止。

腹式呼吸法

① 取得正確的姿勢。收下腹，盡量慢慢用力吐氣，下腹部的肚皮彷彿貼於背骨似的吐氣。

② 放鬆腹部的力量，藉著反彈力，迅速吸氣，直到下腹部鼓脹為止。

此時意識必須集中於下腹，從短時間開始，逐漸增加時間，直到能夠持續三十分鐘為止。

消除胸與肩的緊張①

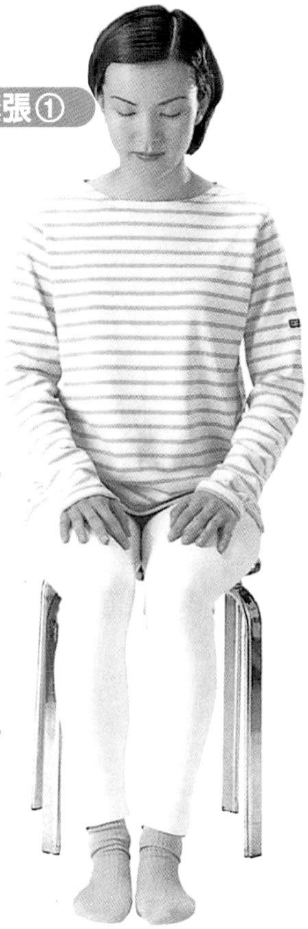

1 閉上眼睛，休息5分鐘，慢慢深呼吸。

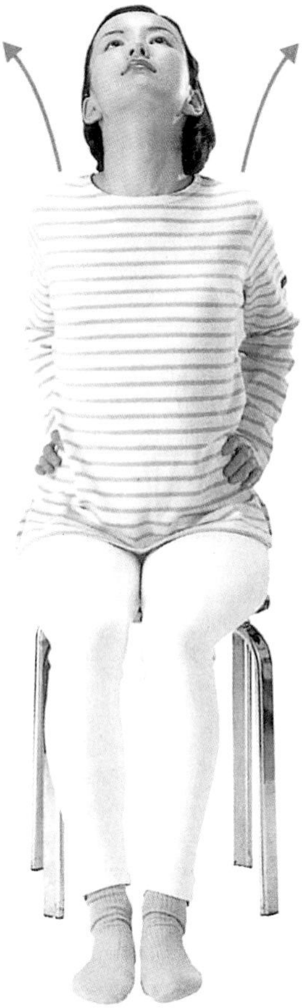

2 雙肩往後拉，肩胛骨的部分保持緊張。

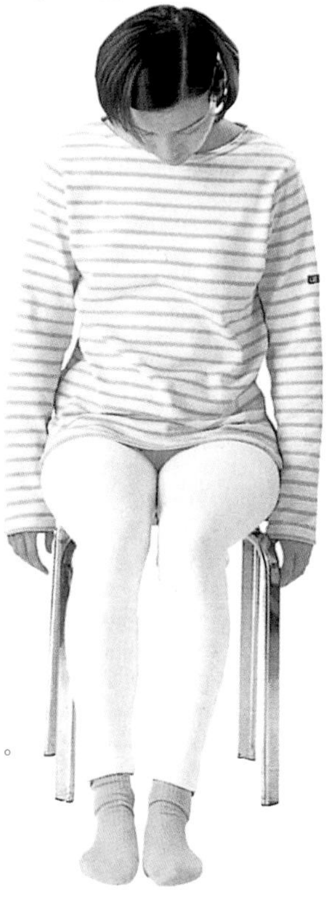

3 放鬆力量休息。

消除胸與肩的緊張②

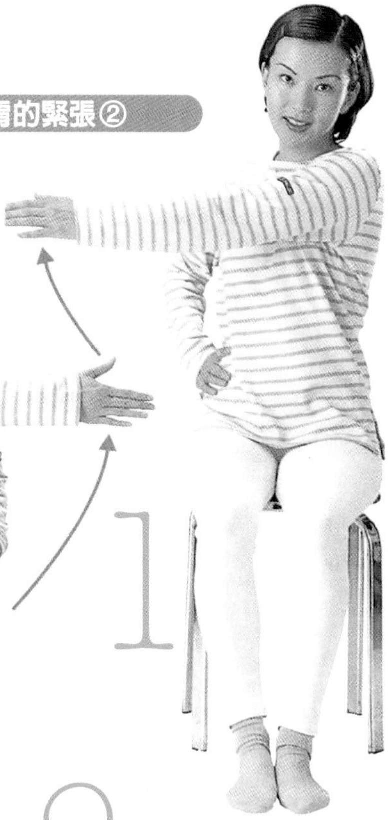

1 右手臂上抬，繞到胸前，感覺左胸緊張時，放鬆力量。

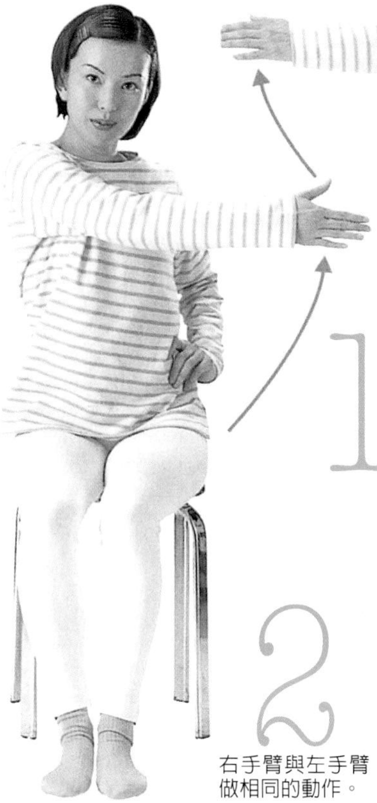

2 右手臂與左手臂做相同的動作。

消除胸與肩的緊張

腹式呼吸做得不好是因為胸與肩肌肉緊張的緣故。在此為各位介紹消除緊張的練習。

①閉上眼睛，放輕鬆，休息五分鐘。慢慢深呼吸，確認整個胸產生緊張感。不要用力，盡量在自然的範圍內，反覆數次深呼吸，再充分休息。

②靜靜的將雙肩往後拉，肩胛骨之間的部位會產生緊張感。

③緊張持續一會兒，突然放鬆力量，反覆進行一～二次，最後放鬆力量休息。

④左手臂上抬，繞到胸前。左胸產生緊張，不久突然放鬆力量，反覆進行一～二次，最後放鬆力量，靜靜休息。右手臂以相同的方式進行。

（渡邊）

1 創造抵抗壓力的身體營養素

維他命B_1、C及鈣質是預防壓力的三大營養素，每天都要充分攝取。

焦躁、沒有耐性、晚上睡不好……因為壓力，引起這些症狀，似乎與營養均衡有關。好好的攝取早、中、晚三餐，飲食方面，以穀類、魚、肉等為主食，蔬菜等則當成副菜，均衡的攝取營養。

這些都是抵抗壓力的基本飲食。疲勞無法去除或罹患壓力性十二指瘍潰瘍時，即表示欠缺了特定的營養素。

首先可以考慮的就是缺乏維他命B_1。昔日在美國曾做過實驗，結果發現維他命B_1不足，會導致精神能力減退，成為焦躁、失眠的原因。維他命B_1能促使腦內代謝順暢，是情緒穩定不可或缺的物質。維他命B_1含有量較多的是糙米、胚芽米、強化米及麥飯等，白米的維他命B_1較少。

穀物以外如豬肉、鹹鮭魚子、鱈魚子、花生、小紅豆及蠶豆等豆類、香菇、蒜、脫脂奶粉等維他命B_1的含量較多。

蔥和韮菜能夠提高維他命B_1的效果

含有維他命B_1較多的食品，攝取的祕訣就是要和含有硫化丙烯的食品一併調理。剁洋蔥時，眼睛會流淚，即因為硫化丙烯的緣故。其成分具有提高維他命B_1吸收的效果。

硫化丙烯在蔥、洋蔥、蒜、韮菜中含量較多。例如含有很多維他命B_1的豬肉時，可以用刀背將蒜拍碎、剁碎後，和豬肉一起調理，做成紅燒肉，或是使用大量的洋蔥，做成糖醋豬肉等風味均佳。

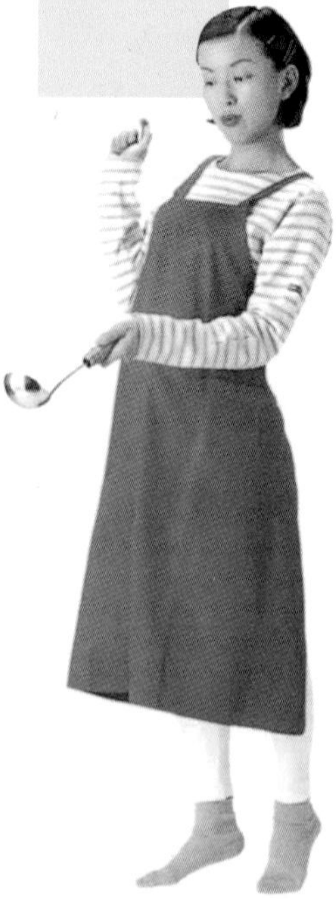

此外，肝臟和雞肉中亦含有維他命B_1。韮菜炒肝臟或烤肉串和蔥一起烤，效果就更棒了。

除了維他命B_1，蛋白質、維他命C、鈣質等也要多攝取。大家都知道，蛋白質在肉、魚、蛋、豆類中含量較多。維他命C則以柿子、草莓等水果及高麗菜芯、花菜等蔬菜較多。

花菜若是做成焗菜，可以替代通心粉，吃起來更美味，而且可以吃更多。鈣質含量較多的食物包括沙丁魚、糠蝦等魚類及牛乳、乳酪、豌豆嬰、蕪菁和白蘿蔔葉、大豆等豆類。

（落合）

●保護身體免於壓力的營養素與食品例●

● 維他命B_1含量豐富的食品

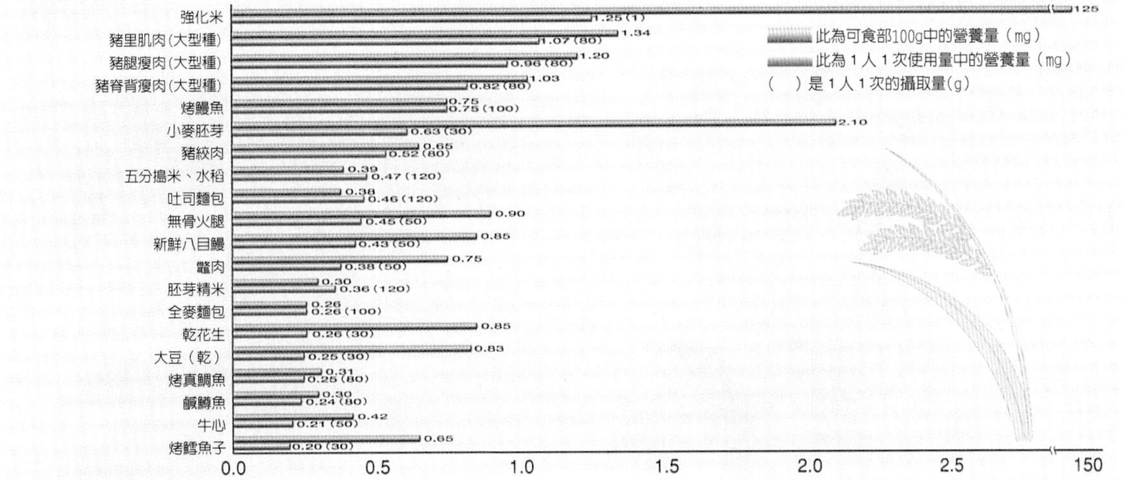
強化米 125 1.25 (1)
豬里肌肉(大型種) 1.34 1.07 (80)
豬腿瘦肉(大型種) 1.20 0.96 (80)
豬脊背瘦肉(大型種) 1.03 0.82 (80)
烤鰻魚 0.75 0.75 (100)
小麥胚芽 2.10 0.63 (30)
豬絞肉 0.65 0.52 (80)
五分搗米、水稻 0.39 0.47 (120)
吐司麵包 0.38 0.46 (120)
無骨火腿 0.90 0.45 (50)
新鮮八目鰻 0.85 0.43 (50)
鱉肉 0.75 0.38 (50)
胚芽精米 0.30 0.36 (120)
全麥麵包 0.26 0.26 (100)
乾花生 0.85 0.26 (30)
大豆（乾） 0.83 0.25 (30)
烤真鯛魚 0.31 0.25 (80)
鹹鱒魚 0.30 0.24 (80)
牛心 0.42 0.21 (50)
烤鱈魚子 0.65 0.20 (30)
0.0
0.5
1.0
1.5
2.0
2.5
150
此為可食部100g中的營養量（mg）
此為1人1次使用量中的營養量（mg）
（ ）是1人1次的攝取量(g)

● 維他命C含量豐富的食品

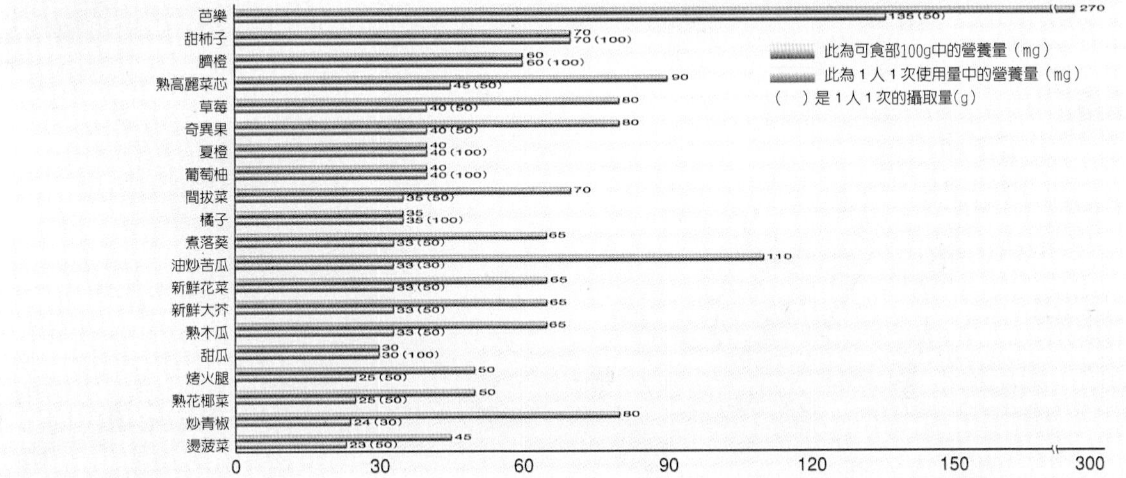
芭樂 270 135 (50)
甜柿子 70 70 (100)
臍橙 60 60 (100)
熟高麗菜芯 90 45 (50)
草莓 80 40 (50)
奇異果 80 40 (50)
夏橙 40 40 (100)
葡萄柚 40 40 (100)
間拔菜 70 35 (50)
橘子 35 35 (100)
煮落葵 65 33 (50)
油炒苦瓜 110 33 (30)
新鮮花菜 65 33 (50)
新鮮大芥 65 33 (50)
熟木瓜 65 33 (50)
甜瓜 30 30 (100)
烤火腿 50 25 (50)
熟花椰菜 50 25 (50)
炒青椒 80 24 (30)
燙菠菜 45 23 (50)
0
30
60
90
120
150
300
此為可食部100g中的營養量（mg）
此為1人1次使用量中的營養量（mg）
（ ）是1人1次的攝取量(g)

● 鈣質含量豐富的食品

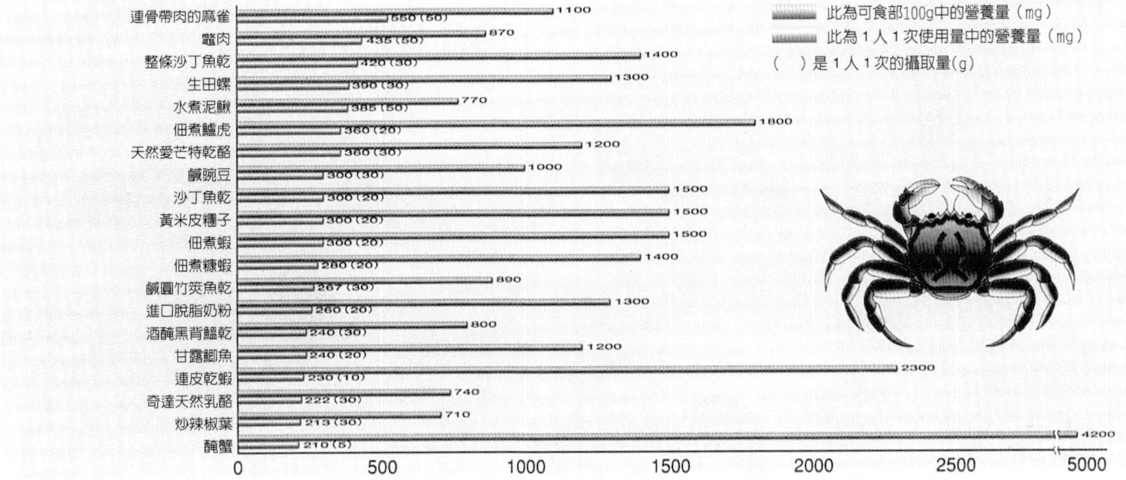
連骨帶肉的麻雀 1100 550 (50)
鱉肉 870 435 (50)
整條沙丁魚乾 1400 420 (30)
生田螺 1300 390 (30)
水煮泥鰍 770 385 (50)
佃煮鱸虎 1800 360 (20)
天然愛芒特乾酪 1200 360 (30)
鹹豌豆 1000 300 (30)
沙丁魚乾 1500 300 (20)
黃米皮糰子 1500 300 (20)
佃煮蝦 1500 300 (20)
佃煮糠蝦 1400 280 (20)
鹹圓竹莢魚乾 890 267 (30)
進口脫脂奶粉 1300 260 (20)
酒醃黑背鰮乾 800 240 (30)
甘露鯽魚 1200 240 (20)
連皮乾蝦 2300 230 (10)
奇達天然乳酪 740 222 (30)
炒辣椒葉 710 213 (30)
醃蟹 4200 210 (5)
0
500
1000
1500
2000
2500
5000
此為可食部100g中的營養量（mg）
此為1人1次使用量中的營養量（mg）
（ ）是1人1次的攝取量(g)

四訂日本食品標準成分表 （根據科學技術廳資源調查會編）

消除神經疲勞的單品料理

將含有豐富抗壓力營養「維他命B_1」的豆類，巧妙納入料理中。

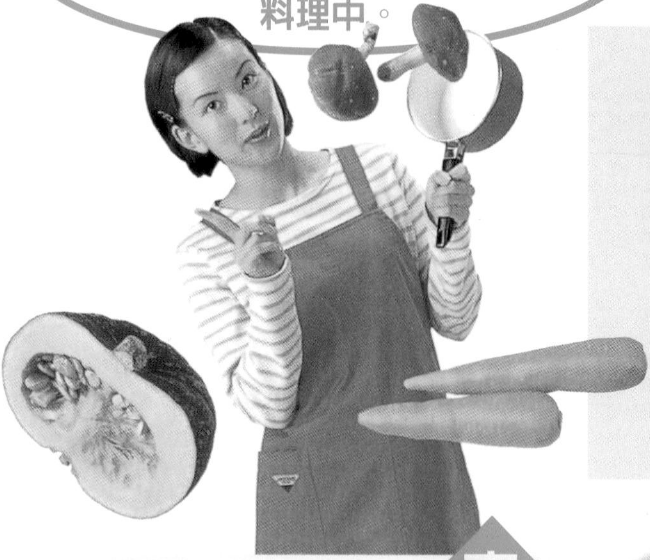

欲戰勝壓力，必要的營養素中，最重要的就是維他命B_1。在此為各位介紹一些含有大量維他命B_1的料理。除了前項（28頁）談及的肉類料理外，建議各位攝取以下的料理。

南瓜小紅豆、紅飯

含有豐富維他命B_1的小紅豆，巧妙納入菜餚中的料理例。切成小塊的南瓜和小紅豆一起煮，用砂糖、鹽、醬油調成甜鹹味。

添加小紅豆的代表料理就是紅飯。使用小紅豆煮汁煮飯，不單會變成紅色的飯，煮汁中的維他命B_1也可以善加利用。

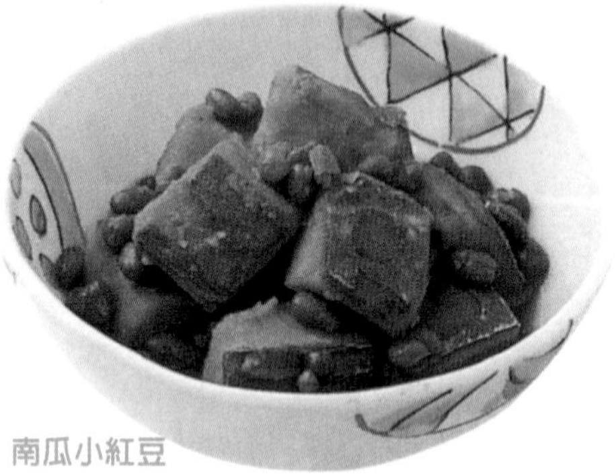

南瓜小紅豆

（材料）南瓜100g　小紅豆20g　砂糖 1 大匙弱　鹽、醬油各少許

★南瓜削掉部分的皮，切成3cm的正方塊。小紅豆加入5~6杯的水，煮30分鐘。小紅豆煮軟後，放入南瓜，加入砂糖、鹽，煮10分鐘。加入醬油，煮8分鐘。

鱈魚子白蘿蔔捲

用削成薄片的白蘿蔔捲鱈魚子食用。

也可以將炒過的鱈魚子，撒在切成細長狀的白蘿蔔上。鱈魚子的鹹味和白蘿蔔充分混合。

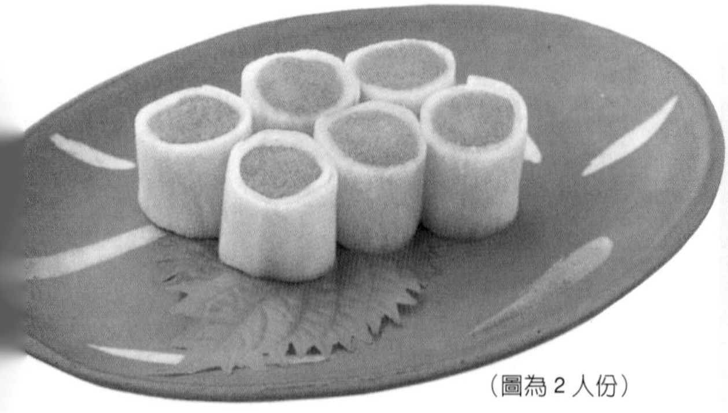

（圖為 2 人份）

鱈魚子白蘿蔔捲

（材料）鱈魚子1/2包　白蘿蔔1/6根

★配合鱈魚子的大小，白蘿蔔切成長條狀的薄片。鱈魚子置於中間，用白蘿蔔捲起，切成適當的長度。

〈材料為 1 人份〉

花生白蘿蔔

除了當成點心食用，亦可當做花生料理。加米煮過的白蘿蔔，淋上用高湯、料理米酒、醬油及葛粉勾芡，加入花生的淋汁食用，即白蘿蔔料理的應用例。

花生含有許多的脂肪，食用過度可能會導致肥胖。此種吃法，只需少量的花生，就能品嘗到其美味。

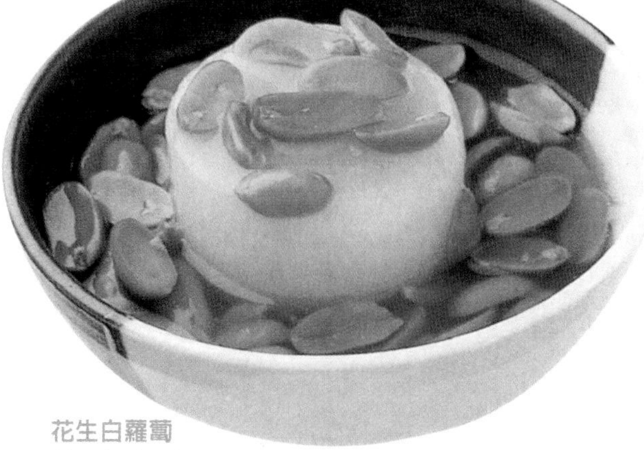

花生白蘿蔔

（材料）白蘿蔔50~80g　花生30g　高湯100ml
料理米酒1小匙　醬油 1 大匙弱　葛粉1/2大匙

★切成筒狀的白蘿蔔，加入海帶和米混合的湯汁，泡滿食材，煮1小時。花生煮過後剝皮，添加水，再煮2~3小時，煮到變軟為止。高湯和調味料混合煮滾，加入用水調溶的葛粉勾芡，混入花生，淋在熱騰騰的白蘿蔔上。

油炸香菇

新鮮香菇傘的內側中，塞入洋蔥和雞絞肉混合製成的食材，裹上麵包粉炸。添上直接油炸的小青椒，可以沾加入檸檬汁的醬油或辣醬油吃。

香菇具有抗癌作用，而據說擁有減少膽固醇、防止高血壓的效果。

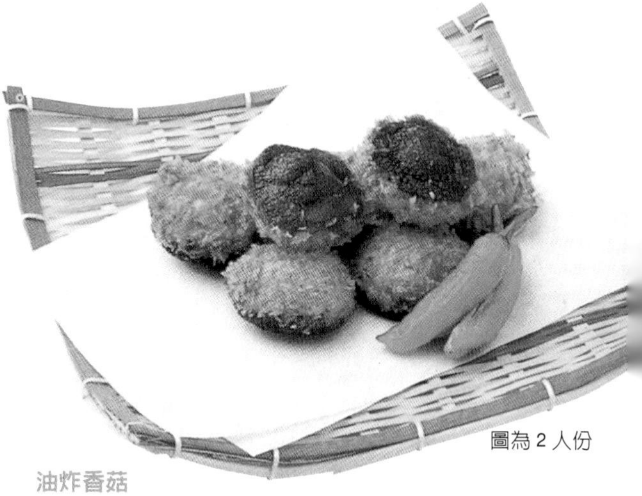

圖為 2 人份

油炸香菇

（材料）新鮮香菇中3個　雞絞肉30g　洋蔥30g
蛋黃少許　鹽、胡椒、太白粉、麵包粉各適量炸油

★雞絞肉混入鹽、胡椒、蛋黃及剁碎的洋蔥。新鮮香菇去軸，傘的內側沾太白粉，塞入絞肉，撒上麵粉。肉的部分朝下放入170~180度的炸油中炸。

胚芽米炒飯

可以利用胚芽米不夠黏的特徵，做成炒飯，不僅不會太黏，而且容易進食。

使用的材料可以是冰箱裡有的火腿或肉、蛋、蔬菜等。最初菜和飯個別用油炒，混合炒時，加入鹽、胡椒、醬油調味。

胚芽米容易氧化變質，所以一次不要買太多來囤積。

（落合）

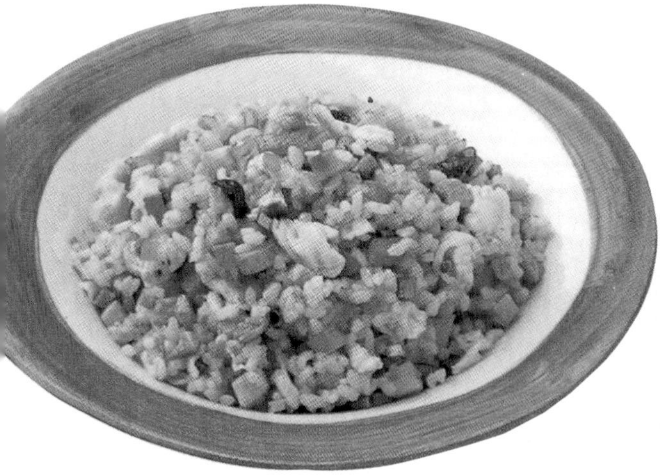

胚芽米炒飯

（材料）胚芽米飯 1 碗　火腿、肉、蛋、蔬菜各適量
鹽、胡椒、醬油各少許　油 2 小匙

★菜與胚芽米飯個別用油炒，兩者混合炒時，加入鹽、胡椒、醬油調味即可。

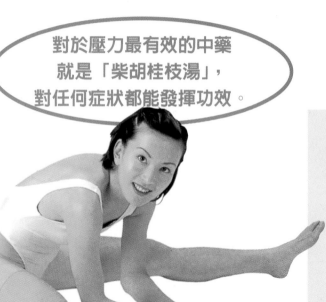

漢方藥治療

對於壓力最有效的中藥
就是「柴胡桂枝湯」，
對任何症狀都能發揮功效。

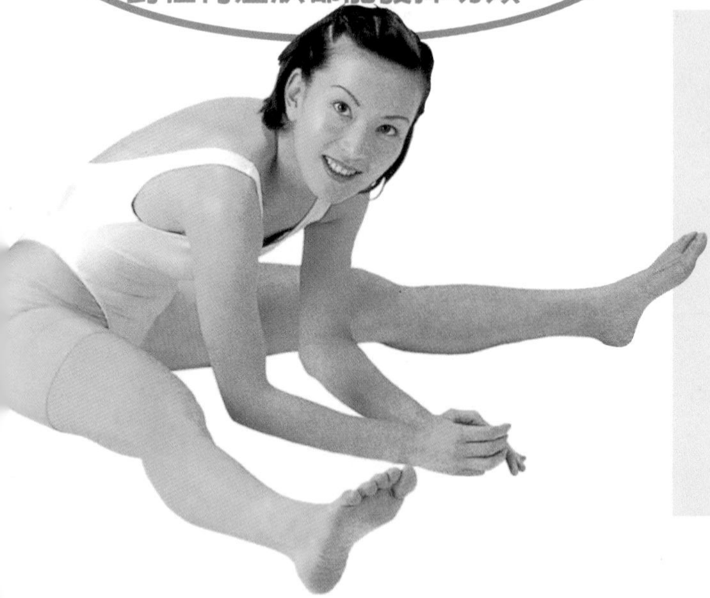

漢方藥對於因為壓力引起的各種症狀，均具有十分有效的處方。在此為各位介紹對於任何症狀都能發揮效果的壓力特效藥。

治療壓力有效的漢方處方

①柴胡桂枝湯（柴胡5、半夏4、桂枝、黃芩、人參、芍藥、生姜、大棗各2、甘草1.5）

體力普通或體力稍弱的人可以服用，亦可和其它漢方處方併用。出現壓力性胃痛等症狀時，服用此處方及胃痛處方即可。

可以廣泛使用在壓力以外的症狀上，所以記住此處方，使用相當方便。能夠緩和感冒症狀、消除疲勞，對於肝臟系統、消化系統的障礙有效。此外對於兒童特有的疾病，如氣喘、過敏、異位性皮膚炎及壓力導致的夜尿症等均能發揮功效。

②小柴胡湯合桂枝加芍藥湯（成分與①相同，使用2倍的分量）

欲提高①處方的效果時，就可以使用此處方。體力普通的人可以服用。

③半夏厚朴湯（半夏6、茯苓5、生姜4、厚朴3、蘇葉2）

別名四七湯或大七氣湯。氣弱的人在無法適應環境變化或感受到壓力時可以服用。體型很棒，但胃腸較弱者，可以服用。喉嚨有拉扯感，感覺鬱悶，有心悸、呼吸困難、頭暈等症狀時服用，具有功效，是「強氣之藥」。平常與①併用時，可以從根本強化身心，解決胃弱或失眠的煩惱。

④人參湯（人參、甘草、朮、乾姜各3）

別名理中湯。以高麗人參為主體的處方，虛弱體質者適用。長期住院或因手術引發壓力，導致衰弱，尤其消化系統衰弱時有效。飯後倦怠，必

對這些症狀有效的漢方藥

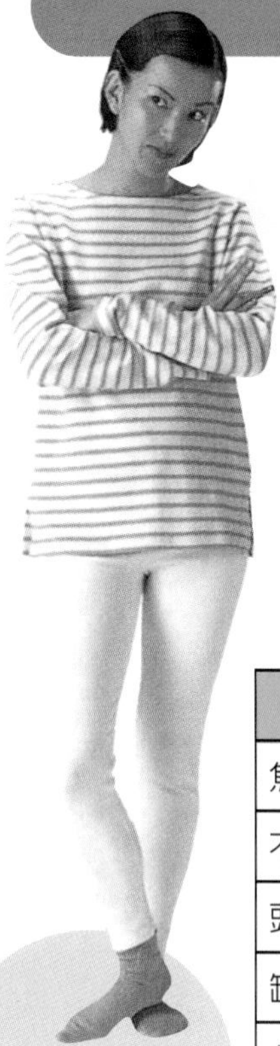
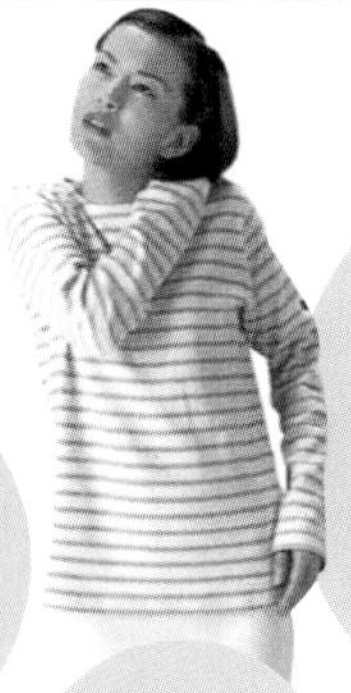
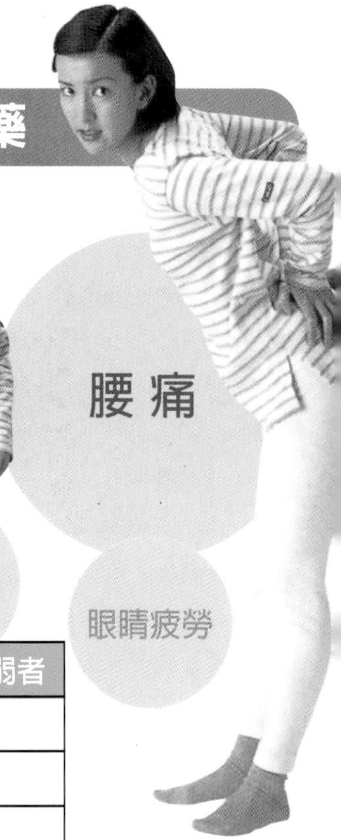

焦躁

不易熟睡

心悸

缺乏幹勁、耐性

肩膀痠痛

腰痛

眼睛疲勞

症狀	適合一般人	適合體力較弱者
焦躁	加味逍遙散	甘麥大棗湯
不易熟睡	黃連解毒湯	加味歸脾湯
頭痛	五苓散	釣藤散
缺乏幹勁、耐性	補中益氣湯	十全大補湯
心悸	茯苓杏仁甘草湯	桂枝加龍骨牡蠣湯
肩膀痠痛	葛根湯	桂枝加葛根湯
腰痛	五積散	桂姜棗草黃辛附湯
全身倦怠	補中益氣湯	清暑益氣湯（適合夏日懶散症）
眼睛疲勞	苓桂朮甘湯	八味丸
食慾不振	半夏瀉心湯	六君子湯
噁心	小半夏加茯苓湯	乾姜人參半夏丸
胃痛	柴胡桂枝湯	安中散
便祕	大黃甘草湯	桂枝加芍藥大黃湯
下痢	甘草瀉心湯	參苓白朮散
缺乏精力	八味丸	桂枝加龍骨牡蠣湯

須躺下來的人，表示消化系統很弱，服用此處方就能恢復食慾，逐漸增胖。容易疲勞或經年生病的人，也可以服用。

另外配合症狀分別的適合處方，請看一覽表。

（山之內）

噁心

下痢

食慾不振

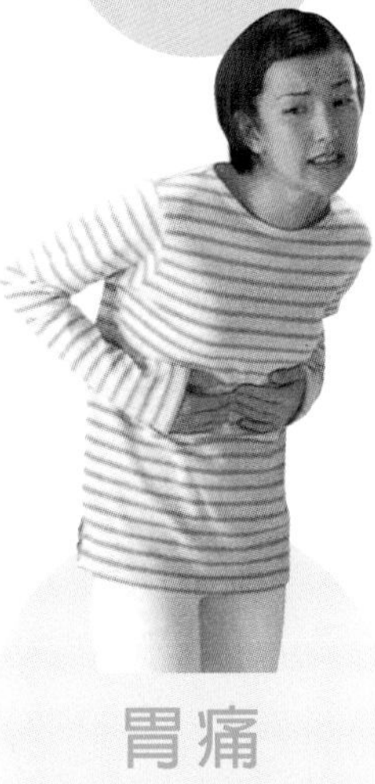

胃痛

便秘

缺乏精力

頭痛

全身倦怠

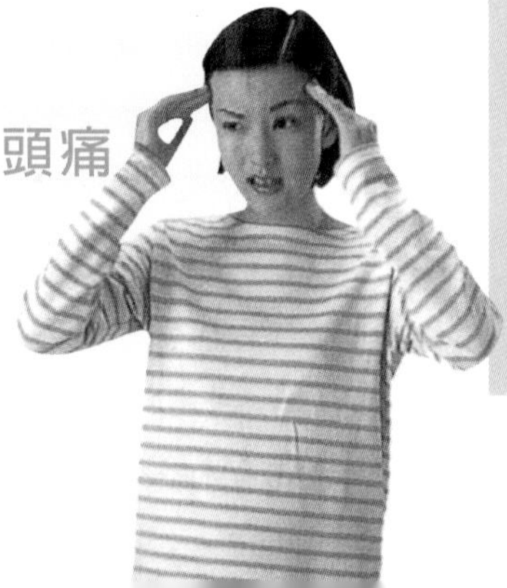

利用藥酒、民間藥治療

將壓力有效的漢方處方，浸泡在酒中，能夠使體內迅速吸收，效果倍增。

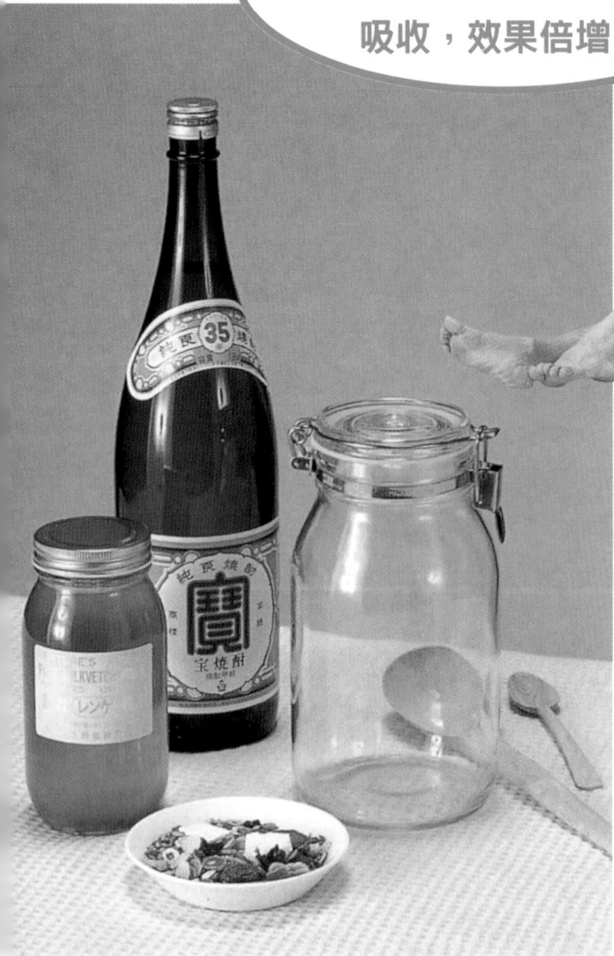

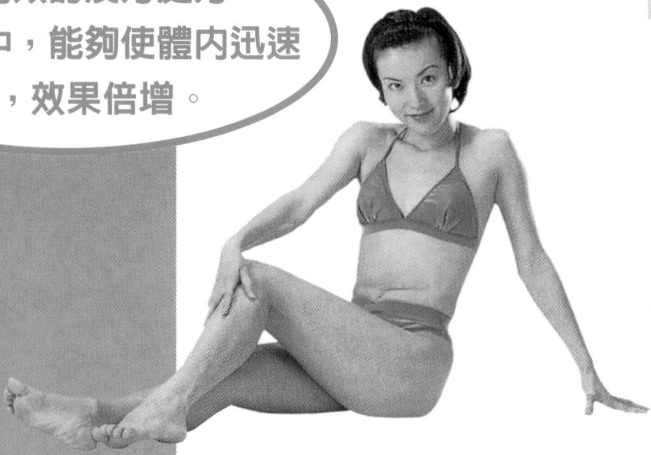

藥局開立處方的漢方藥，可以溶於酒精中服用。泡在酒中，能夠使得體內吸收，效果更佳。若使用蜂蜜等調味，就能毫無抵抗的經常服用。

治療壓力有效的藥酒

①**十全大補湯**（人參、黃耆、白朮、當歸、茯苓、地黃、川芎、芍藥、桂枝各3、甘草1.5）製成的藥酒

壓力積存，非常疲勞時可以服用。

在1.8ℓ的35度燒酒中，加入十全大補湯生藥30g，若為萃取劑，則用50g。二個月後，生藥變成茶色時，就可以飲用。如果是萃取劑，混合後，即可飲用。任何一種，加入400g的蜂蜜，都能產生甜味。一天一次，少量飲用10ml以下。

②**加味歸脾湯**（黃耆、人參、朮、茯苓、酸棗仁、龍眼肉、柴胡各3、當歸、遠志、大棗各2、甘草、木香各1、生姜1.5）製成的藥酒對於神經衰弱、自律神經失調症、胃痛、心悸、失眠等症狀有效。分量、作法、飲用法與①相同。

消除壓力的民間療法

西瓜籽
炒10g，用水煮到剩半量為止，分 3 次服用。

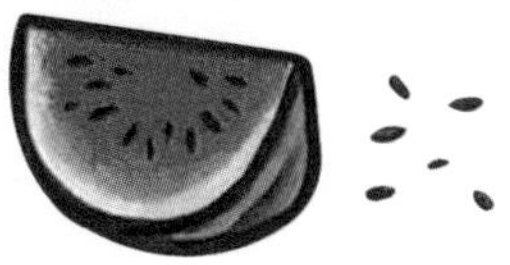

野薤
每天少量攝取。

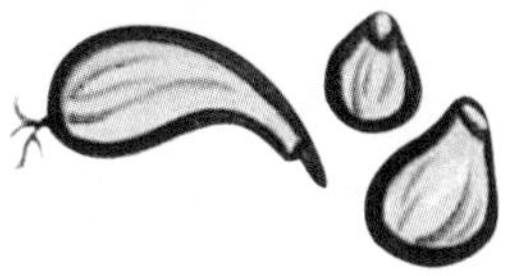

白蘿蔔泥
抹在布上，貼於疼痛處。

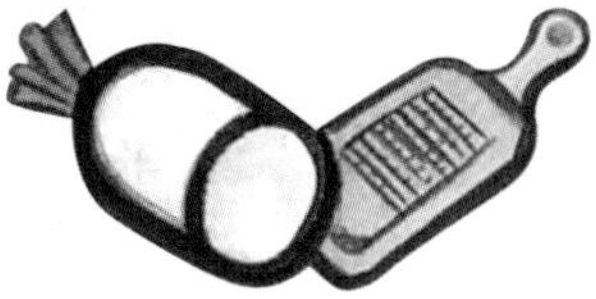

蒜、梔子
擦碎，抹在紙或布上，貼於疼痛處。

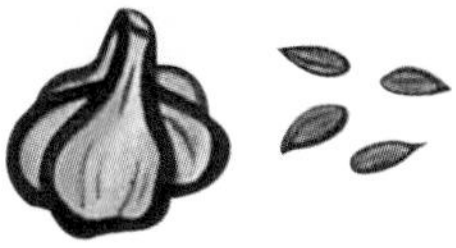

鹽
用溫水融解天然鹽，閉上眼睛，沖洗眼睛。

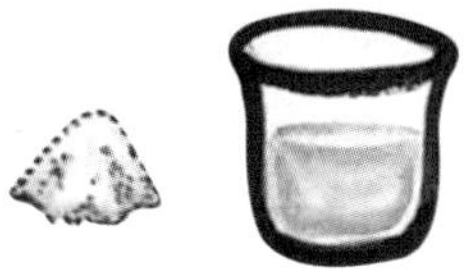

薑
老薑擦碎，加入醃漬菜或味噌湯中。

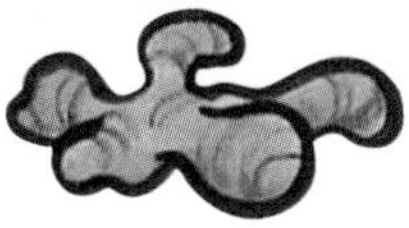

尼泊爾鸛草、當藥
放入水中煮滾後飲用。

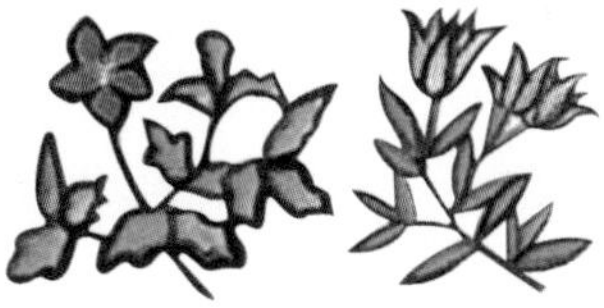

艾蒿
葉子曬乾，放入茶壺中，量達1/3，倒入熱開水，沖泡後飲用。

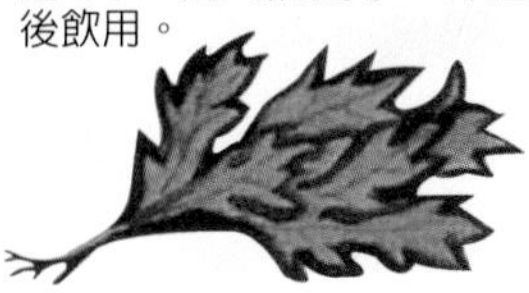

簡單有效的藥水製作法

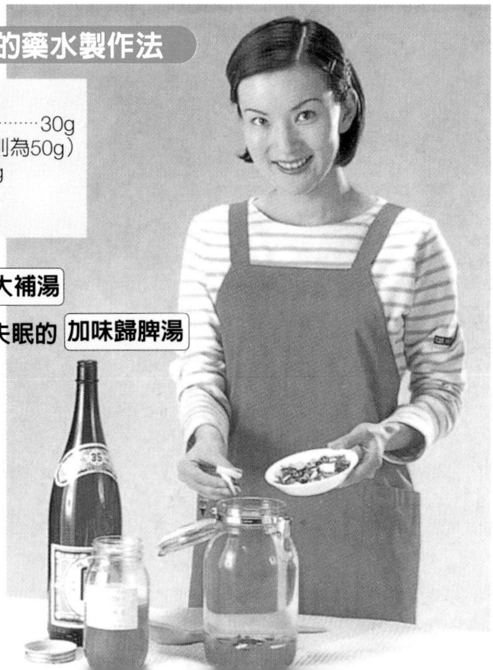

● 材料

漢方藥的生藥⋯⋯⋯30g
（若為萃取劑，則為50g）
蜂蜜⋯⋯⋯400g
燒酒⋯⋯⋯⋯1.8ℓ
（35度）

消除疲勞的 **十全大補湯**

治療神經衰弱、失眠的 **加味歸脾湯**

使用生藥時，待2個月後，顏色改變再飲用。若是使用萃取劑，則立刻就可以飲用。

對壓力有效的民間療法

西瓜籽—治療失眠

一日份10g，用煎鍋炒過，500ml的水煮到剩半量為止。汁液分3次服用。

野薤—治療心悸

每日少量服用，即能產生效果。

白蘿蔔泥—治療肩膀痠痛

細綁在布上，貼於疼痛處。

蒜、梔子—治療腰痛

蒜擦碎，攤在紙或布上，貼於疼痛處，感到刺痛就撕下來。

梔子3個，磨成粉末，混入麵粉1、蛋1個，充分調拌，攤在紙上，貼於疼痛處。

鹽—治療眼睛疲勞

用溫水調溶含有鹽滷的天然鹽，閉上眼睛，用鹽水沖洗眼睛。

薑—治療食慾不振

老薑擦碎，加入醃漬菜或味噌湯中，每天食用。

尼泊爾老鸛草、當藥—治療胃痛

20g的尼泊爾老鸛草，加入600ml的水。3g的當藥，用200ml的水煮滾，即可飲用。

艾蒿—治療便祕

曬乾的葉子放入茶壺中，量達三分之一，倒入熱開水，早餐前飲用。

（山之內）

1 焦躁

焦躁是壓力所引起的症狀之一。平常不會覺得很急躁，最近卻變得很愛生氣，或在意一點小事……時，即疑似壓力症狀了。

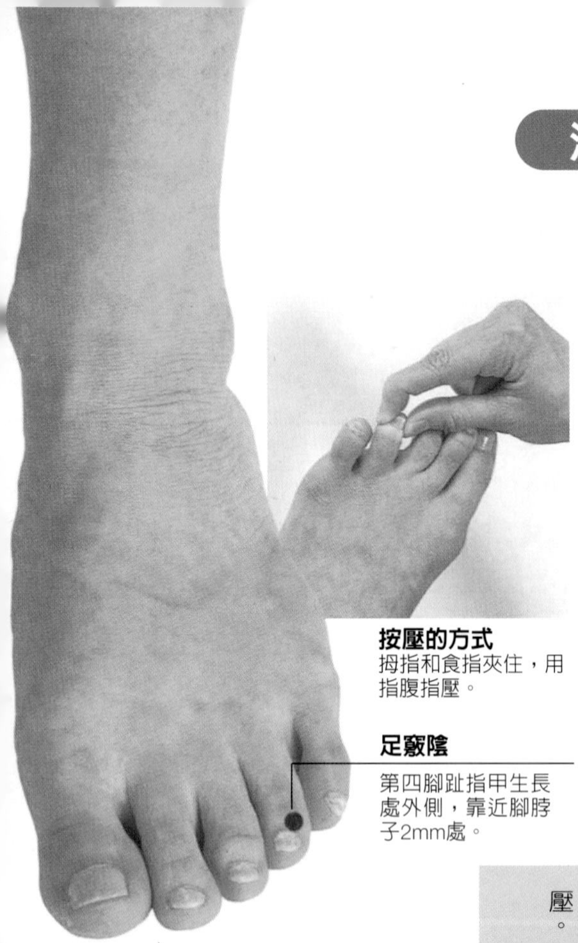

按壓的方式
拇指和食指夾住，用指腹指壓。

足竅陰
第四腳趾指甲生長處外側，靠近腳脖子2mm處。

治療焦躁的腳穴道

治療焦躁的指壓穴道

中衝　手的中指指甲生長處內側，靠近手腕2mm處。拇指和食指夾住，用拇指指腹按壓。

足竅陰　第四腳趾指甲生長處外側，靠近腳脖子2mm處。拇指和食指夾住按壓。

（竹之內）

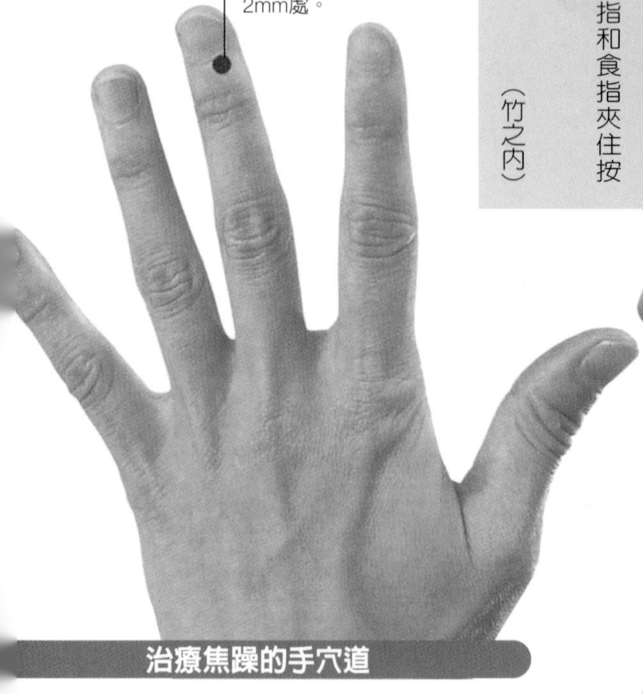

中衝
指甲生長處(拇指側)，靠近手腕2mm處。

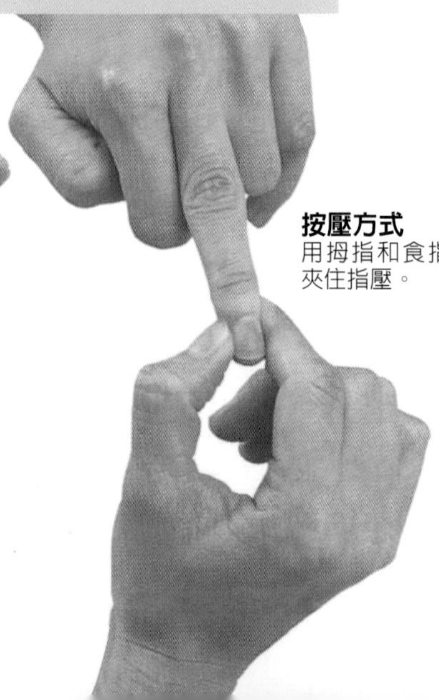

按壓方式
用拇指和食指夾住指壓。

治療焦躁的手穴道

治療焦躁體操

充分揉捏手的中指與第四腳趾的穴道，進行緩和臉部表情的體操。

治療焦躁的體操

感覺焦躁時，臉的表情就會顯得僵硬，眼頭、眉毛、額頭附近尤為明顯。放鬆此部位肌肉的緊張，使頭腦清晰，氣力充實，這同時也是治療壓力的體操。

①自然閉上眼睛，放輕鬆，休息5秒鐘。張開眼睛，慢慢將眉毛上抬。整張臉產生緊張感後，突然放鬆力量休息。第二次慢慢的放鬆力量，靜靜的休息5分鐘。眉毛上抬後，慢慢的放鬆力量。上述動作反覆進行數次，10分鐘內，什麼也不做，放輕鬆。

②用力皺眉，整張臉皺著，眉間產生緊張感後，突然放鬆力量，再次用力，慢慢的放鬆力量。最後放鬆5分鐘。

這種表情的練習不僅能夠去除表情肌的緊張，連內心的緊張感都會消失。藉著好的表情，使人際關係順暢，就能夠減少造成壓力的原因。

（渡邊）

治療焦躁的漢方處方

加味逍遙散（當歸、芍藥、柴胡、朮、茯苓各3、甘草、牡丹皮、梔子各2、薄荷、乾生姜各1）

對於體力普通或稍弱的人，都能發揮功效的處方。情緒低落、對事物相當在意、容易疲倦、具有失眠傾向時，可以服用。

此外，對於四肢冰冷症、虛弱體質、原因不明的輕微發燒、肝臟障礙、神經性發燒、生理不順、生理痛、各種婦女疾病及神經症等諸多症狀都有效。

（山之內）

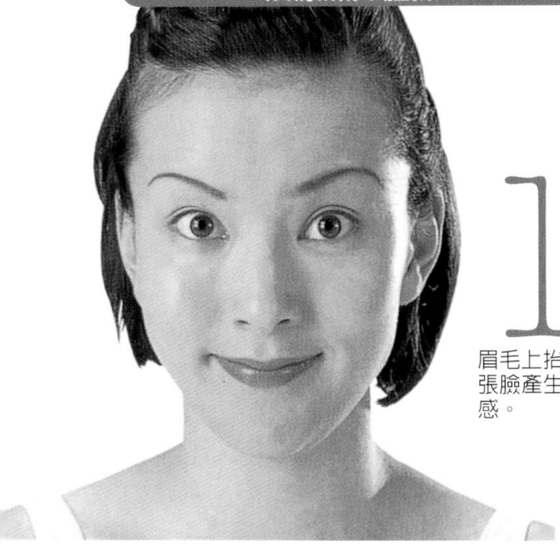

1

眉毛上抬，整張臉產生緊張感。

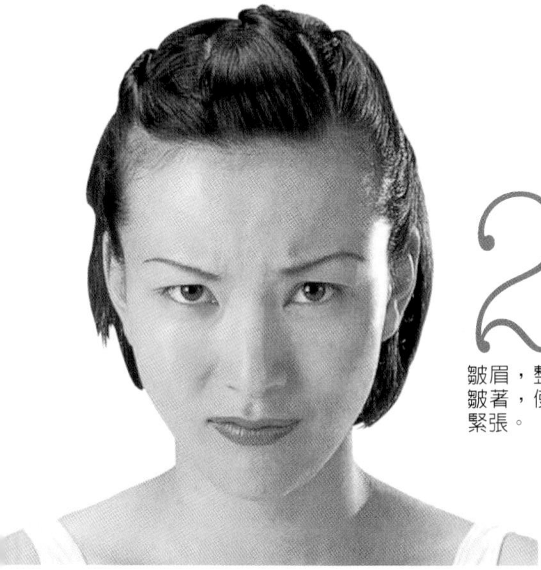

2

皺眉，整張臉皺著，使眉間緊張。

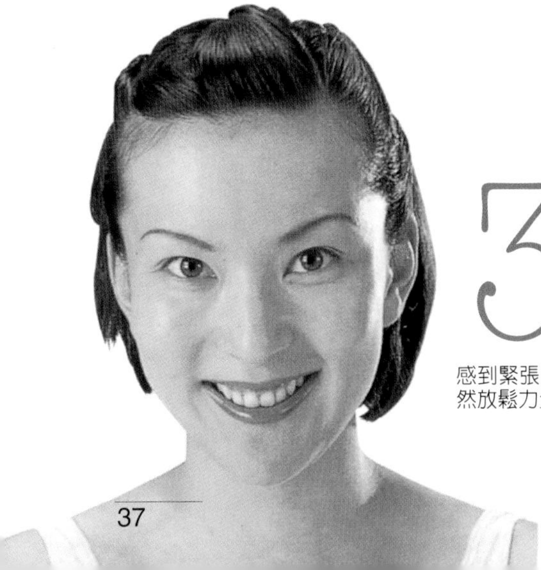

3

感到緊張時，突然放鬆力量。

治療壓力導致的不快症狀

2

不易熟睡

感受到強烈壓力時，情緒高漲，會因一點小事而產生極大的不安，不易熟睡。事實上有睡著，但卻無法熟睡。

欲治療失眠，首先就是要杜絕起因，鎮靜興奮的情緒，並活用能夠得到舒適睡眠的穴道。

容易熟睡的手穴道

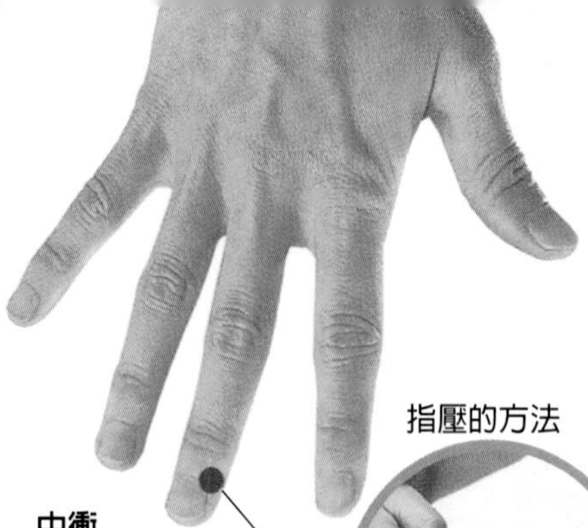

中衝

中指指甲生長處（拇指側），靠近手腕 2 mm處。

指壓的方法

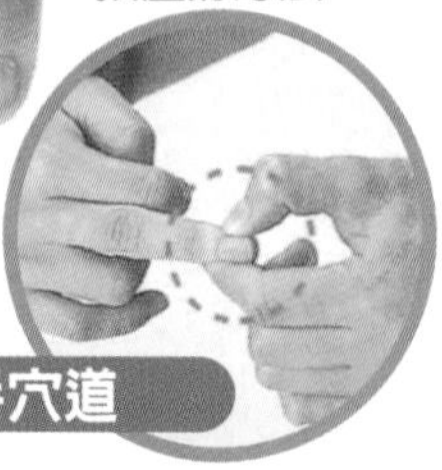

容易熟睡的腳穴道

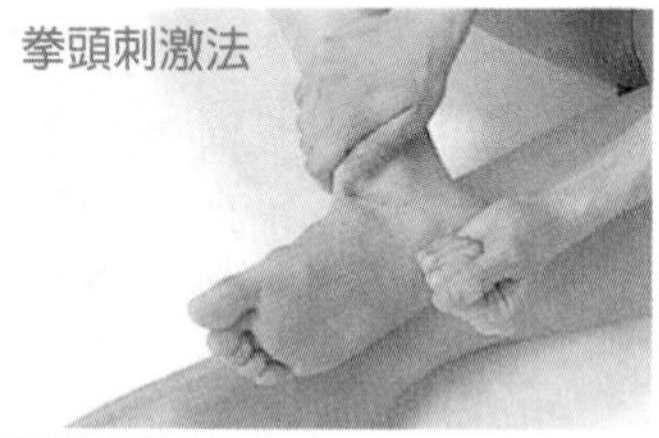

用拳頭敲打失眠穴。

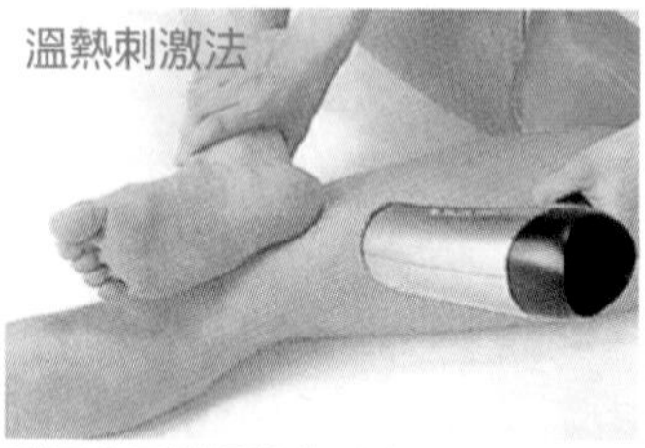

利用吹風機溫熱失眠穴。

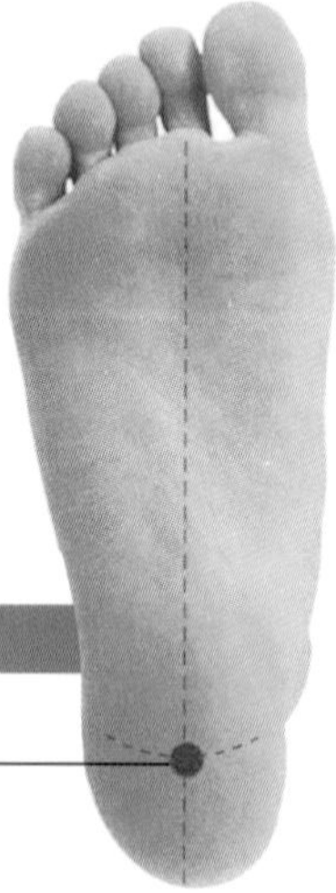

失眠

第二腳趾到腳跟的連接線，與外踝、內踝連接線的交叉處。

容易熟睡的頭穴道

安眠

耳垂後方凸出骨（乳凸）前方有安眠①，後方有安眠②。

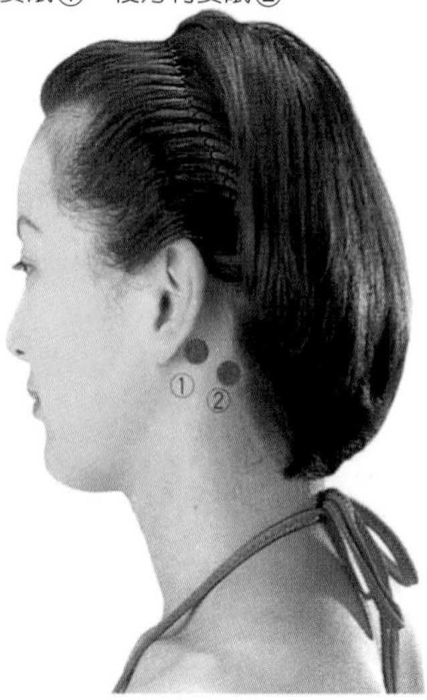

指壓的方法

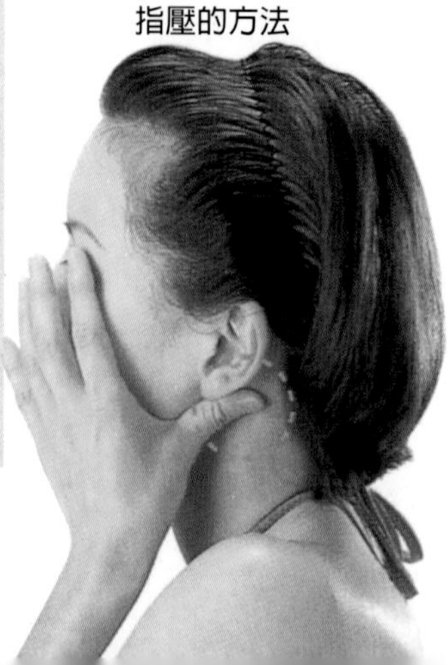

容易熟睡的穴道

中衝　手的中指指甲生長處（拇指側），靠近手腕約2mm處。用拇指和食指夾住指壓。

安眠　即能夠獲得舒適睡眠的穴道。彷彿夾住耳垂後方凸出骨（乳凸）似的，有安眠①與安眠②兩個穴道。用拇指指腹指壓。

失眠　第二腳趾到腳跟的連接線，與外踝、內踝連接線交叉處。此穴道除了指壓外，可以用拳頭敲打或利用吹風機，給予溫熱刺激。

（竹之內）

使用「安眠」穴道，
指壓耳後方凸出骨的前後。

容易熟睡的體操

不易熟睡時，一直想著快睡著、快睡著，反而會很清醒，無法成眠。此時可以稍微活動一下，去除肌肉的緊張與疲勞，使身體放鬆，可以試著做以下的體操。

①手肘與膝碰觸到地，臀部翹高，胸低到貼於地面，在房間內匍匐前進。

②雙臂朝左右張開，看著張開的手指，左右交替，反覆進行四次。在辦公桌前工作，經常保持前傾姿勢，受到壓迫的肩與胸，可以藉著做此動作，得到放鬆。

③仰躺，腳底、頭貼於地面，身體後仰成弓形，靜止3秒鐘，反覆做三次。

④仰躺，單腿上抬，彷彿用腿畫圓似的旋轉。

以上體操的祕訣就是不要做得太多，過度運動反而會更清醒，時間僅止於5分鐘。以伸展肌肉的心情來做，不要勉強做到最後，想睡時就直接躺下來睡。

在安靜的寢室裡，關上燈，調整好隨時都可以睡覺的狀態後再進行。

（渡邊）

容易熟睡的體操

1 手肘與膝貼於地面，臀部翹高，匍匐前進。

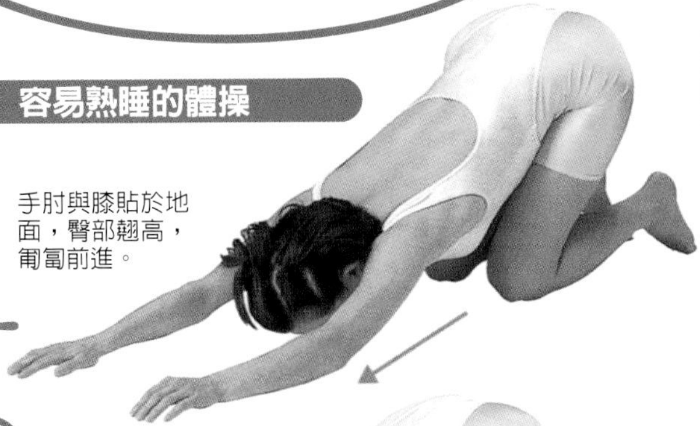

2 雙臂朝左右張開，注視著張開的手指，左右各做4次。

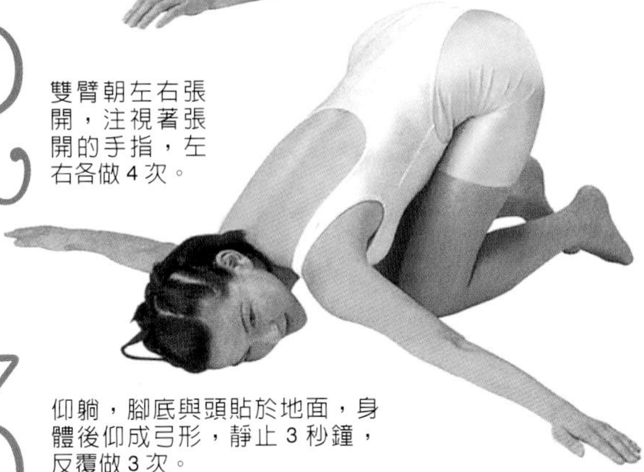

3 仰躺，腳底與頭貼於地面，身體後仰成弓形，靜止3秒鐘，反覆做3次。

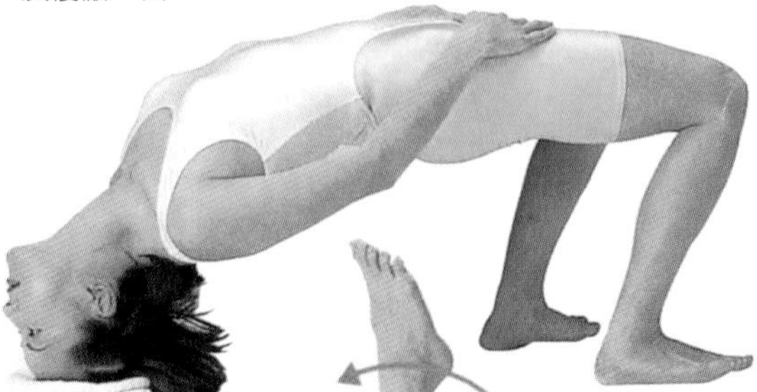

4 仰躺，單腿上抬，彷彿畫圓似的旋轉。

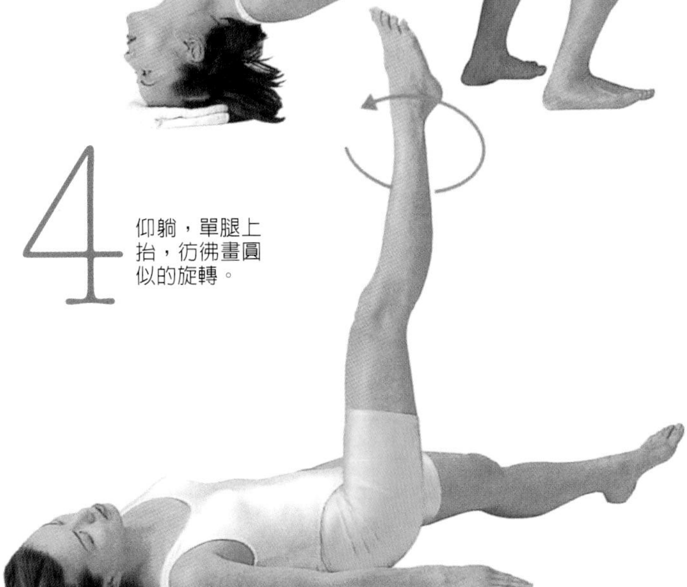

3 頭痛、頭重

壓力導致的代表症狀之一就是頭痛與頭重。連續精神的緊張而造成的症狀，以從事事務職、管理職、精細工作的人及考生等較多見。頭痛可能是暫時疲勞造成的現象，一旦疲勞持續，就會慢性化，疼痛劇烈，必須盡早治療。

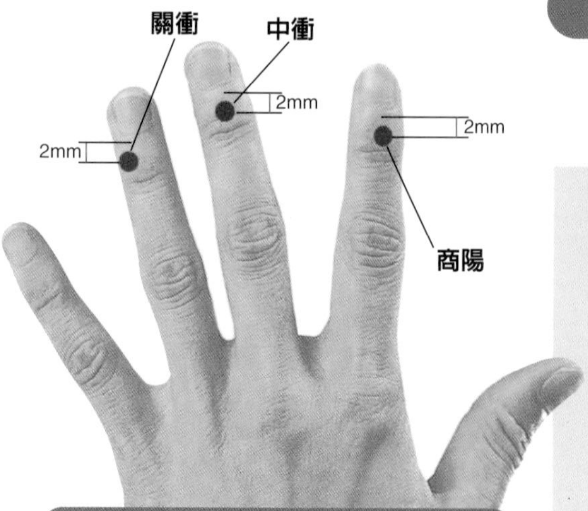

對頭痛有效的手穴道

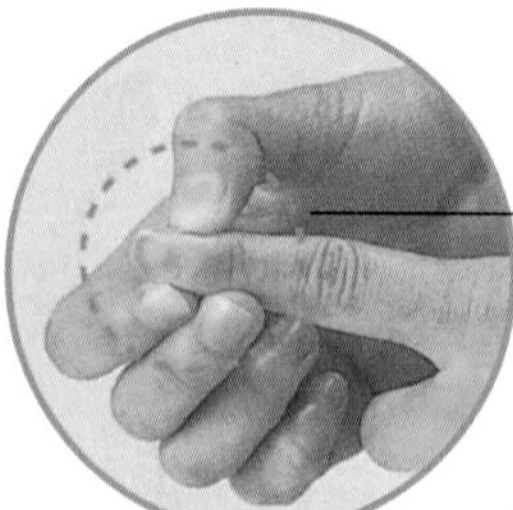

指壓方法（商陽）

用拇指與食指、中指夾住似的進行指壓。

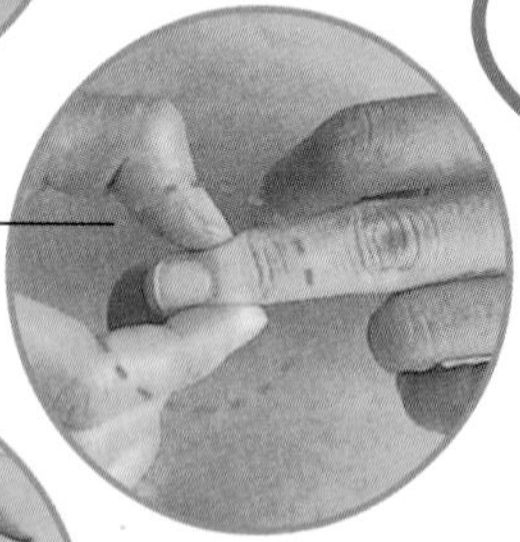

指壓方法（中衝）

用拇指與食指夾住似的按壓。

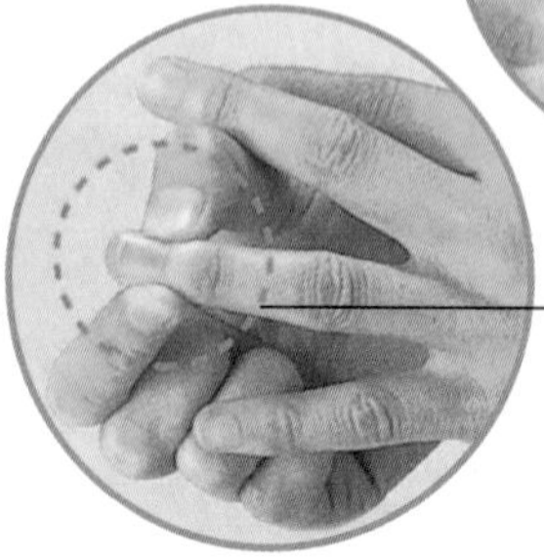

指壓方法（關衝）

用拇指與食指夾住似的指壓。

放鬆力量，放輕鬆，彷彿自然朝前後左右倒似的，輕輕繞脖子。

對於頭痛有效的腳穴道

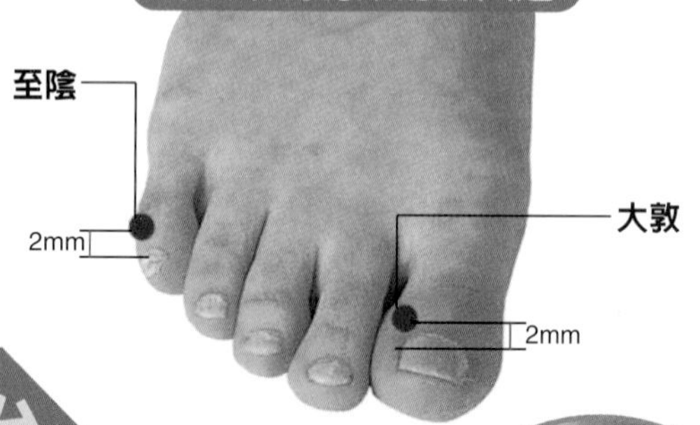

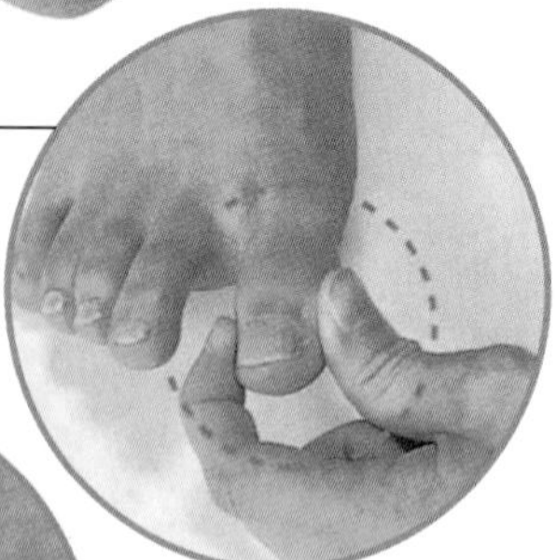

指壓方法（大敦）

拇指和食指夾住似的，用拇指指腹按壓第一腳趾。

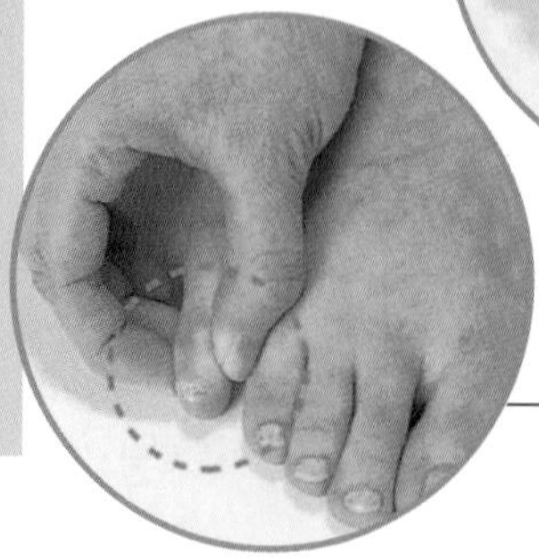

指壓方法（至陰）

用指腹按壓。

治療頭痛有效的穴道

在頭和手腳，有許多處治療頭痛有效的穴道，但是壓力造成的頭痛，必須避開頭的穴道。給予頭部刺激，反而會提高壓力，助長頭痛，所以應該要積極活用手腳的穴道。

為什麼手腳的穴道對頭痛有效呢？也許大家會覺得很不可思議。其實這些穴道都是藉著經絡網路相連，具有治療頭痛作用的經絡，也與手腳

頭痛、頭重的治療體操

後脖頸緊張及情緒興奮時，去除這些狀態，使頭放鬆的體操，其作法如下。

①維持輕鬆的姿勢，最初慢慢小幅度的轉動頭，再逐漸大幅度轉動，並非快速繞脖子，而要放鬆力量，脖子彷彿自然倒向前後左右似的繞。朝左繞、朝右繞，各進行2次。

②放鬆頸部的力量，頭往後倒，再利用頭的重量，自然的使頸部往前倒。保持此狀態，靜止10秒鐘，休息一會兒。（渡邊）

使頭腦清晰的體操②

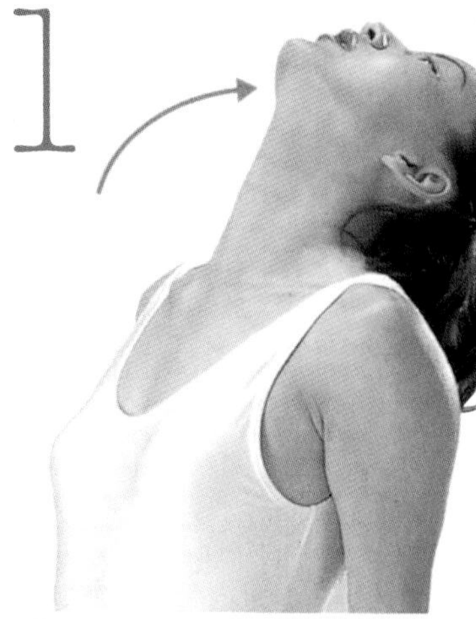

放鬆頸部力量，頭往後倒。

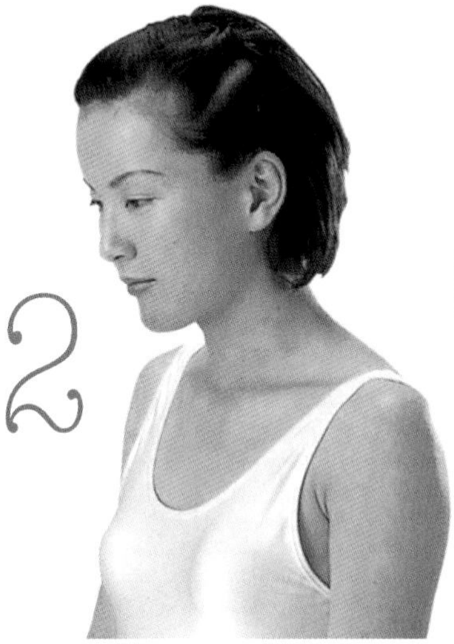

利用頭的重量，使頭部自然往前下垂，休息10秒鐘。

使頭腦清晰的體操①

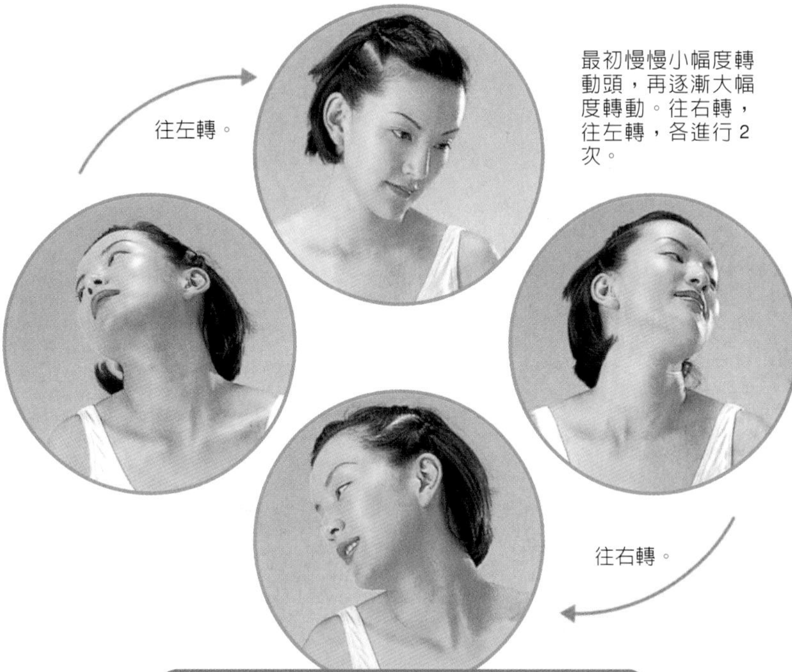

最初慢慢小幅度轉動頭，再逐漸大幅度轉動。往右轉，往左轉，各進行2次。

相連。

治療壓力引起的頭痛，其穴道如下。

商陽 手指指甲生長處（拇指側），靠近手腕約2mm處。

中衝 手的中指指甲生長處（拇指側），靠近手腕約2mm處。

關衝 手的無名指指甲生長處（小指側），靠近手腕約2mm處。

大敦 第一腳趾指甲生長處外側，靠近腳脖子約2mm處。

至陰 第五腳趾指甲生長處外側，靠近腳脖子約2mm處。

（竹之內）

治療頭痛的漢方處方

五令散（澤瀉5、白朮、茯苓、豬苓各3、桂枝2）

適合體力普通的人，對於習慣性頭痛或偏頭痛有效。（山之內）

4 缺乏幹勁，沒有耐心

指壓治療

沒有耐心，缺乏幹勁時，可以刺激腳的穴道。特效穴有以下兩個。

湧泉 在第一腳趾與第二腳趾之間，朝腳底中心5～6㎝處。腳趾收縮時的陷凹深處，因為生命能量會像泉水般的湧出，故名之為湧泉穴。拇指用力指壓此處，能夠提高循環系統功能，穩定精神狀態。

刺激湧泉穴時，可以用拇指用力按壓刺激，或用拳頭敲打全部腳底。以輕鬆的節奏，敲打一百次，會發紅發熱，覺得很舒服，心情也能緩和下來。

水泉 內踝的穴道，位於內踝與腳跟之間的凹陷處。拇指慢慢的以感覺舒服的強度，指壓此穴七次。

（竹之內）

有效的穴道②

指壓的方法

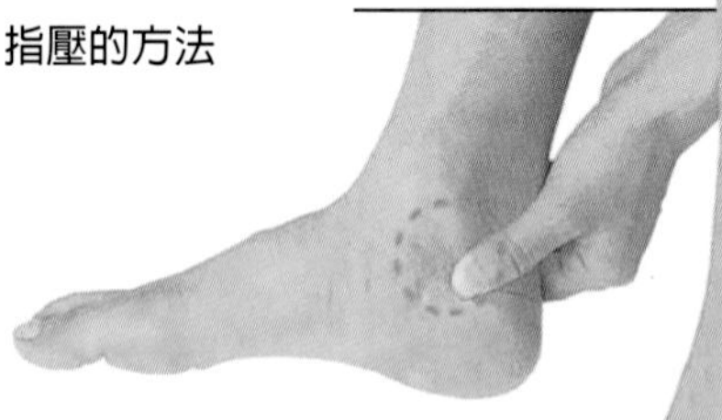

拇指指腹慢慢的以很舒服的強度按壓。

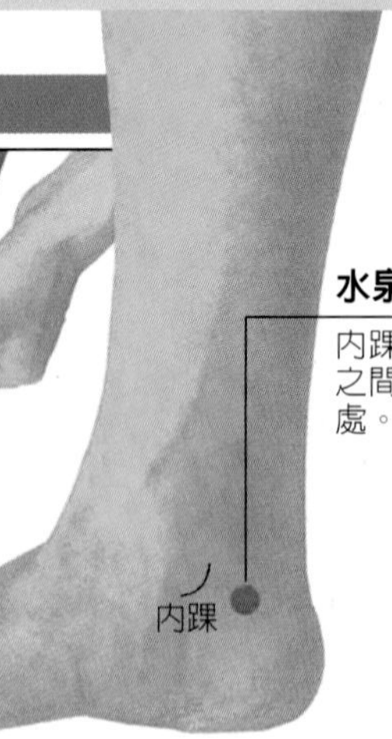
水泉
內踝與腳跟之間的陷凹處。
內踝

有效的穴道①

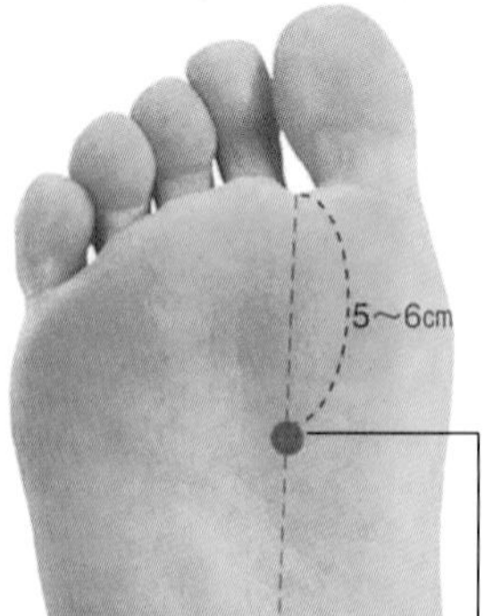
5～6cm
湧泉
拇指與食指之間，朝中心 5 ~ 6 cm 處，收縮腳趾時的陷凹深處。

指壓方法

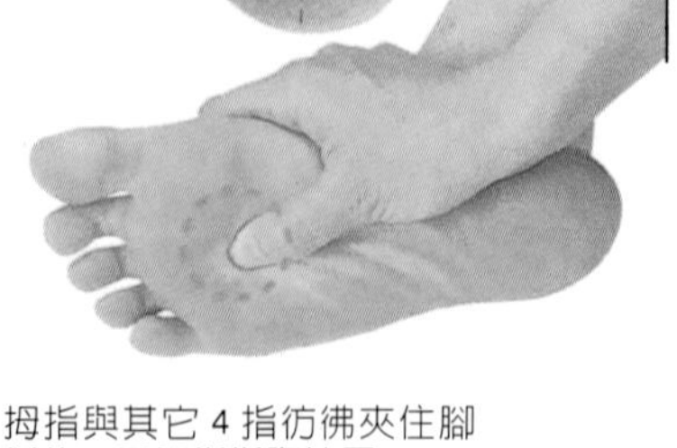

拇指與其它 4 指彷彿夾住腳似的，用拇指指腹按壓。

體操治療

缺乏幹勁，全身倦怠的症狀，起因可能是姿勢不良，導致肌肉疲勞。此時必須做矯正姿勢的體操，這是解決缺乏幹勁問題的重點。

矯正姿勢的體操如下：

①伏臥，雙腿伸直，全身用力朝上方後仰成弓形。雙手朝左右伸直，各進行十次。中間可以稍作休息，持

產生幹勁的體操③

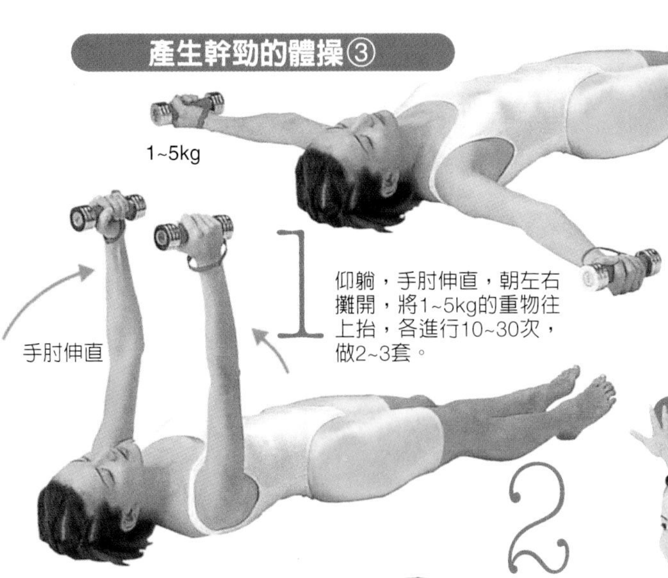

仰躺，手肘伸直，朝左右攤開，將1~5kg的重物往上抬，各進行10~30次，做2~3套。

用拇指按壓腳底中央、用拳頭敲打或做矯正姿勢的體操也不錯。

產生幹勁的體操①

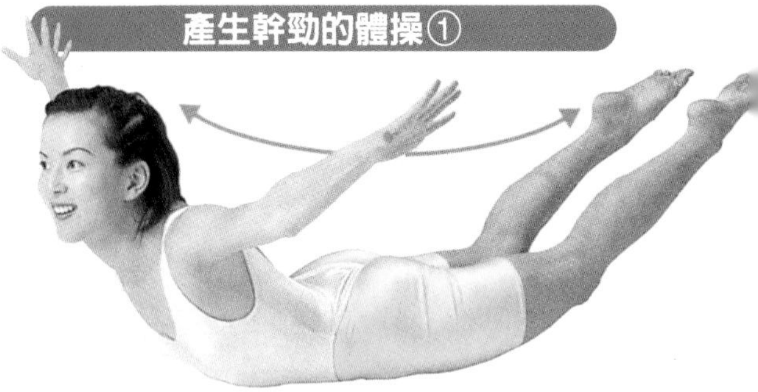

伏臥，雙手雙腿伸直，全身後仰成弓形，各進行10次，做2~8套。

產生幹勁的體操②

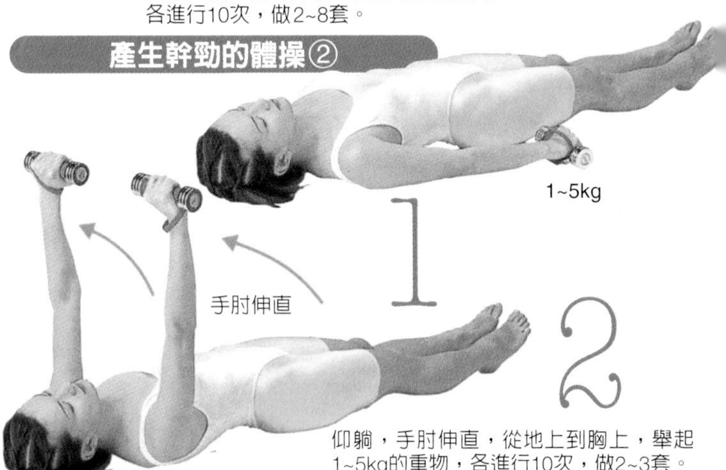

仰躺，手肘伸直，從地上到胸上，舉起1~5kg的重物，各進行10次，做2~3套。

產生幹勁的體操④

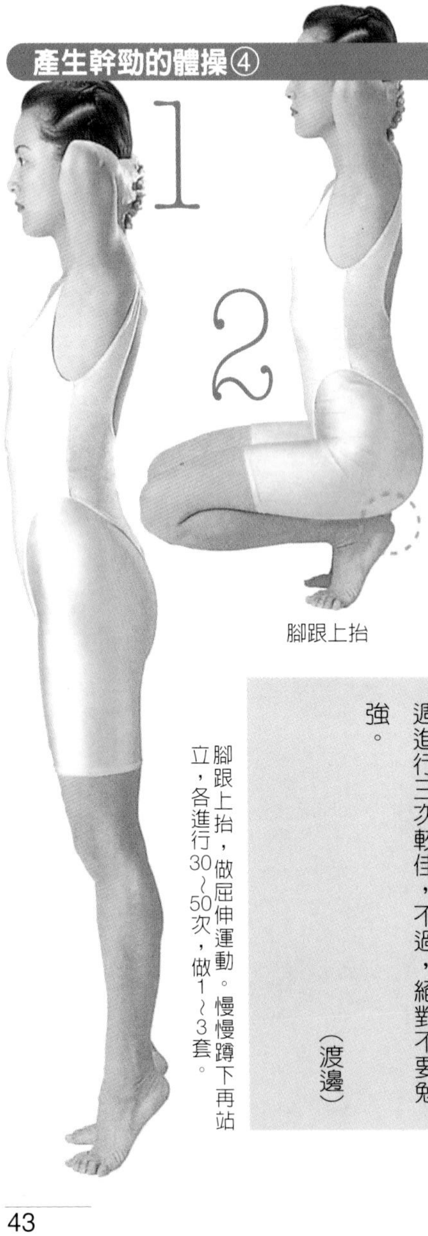

腳跟上抬，做屈伸運動。慢慢蹲下再站立，各進行30～50次，做1～3套。

續進行2～8套。

②仰躺，放鬆頸部力量，雙手持1～5kg的重物。伸直手肘，從地上到胸上，彷彿畫半圓似的將重物抬起，各進行十次，持續做2～3套。

③仰躺，雙手持1～5kg的重物。伸直手肘，手朝左右攤開，將重物拿到胸的上方，各進行十次，反覆做2～3套。

④腳跟上抬，做深屈伸運動。挺直背肌，慢慢蹲下再站立的動作，反覆做三十～五十次，共進行1～3套。

以上體操組合，以每隔一天，一週進行三次較佳，不過，絕對不要勉強。

（渡邊）

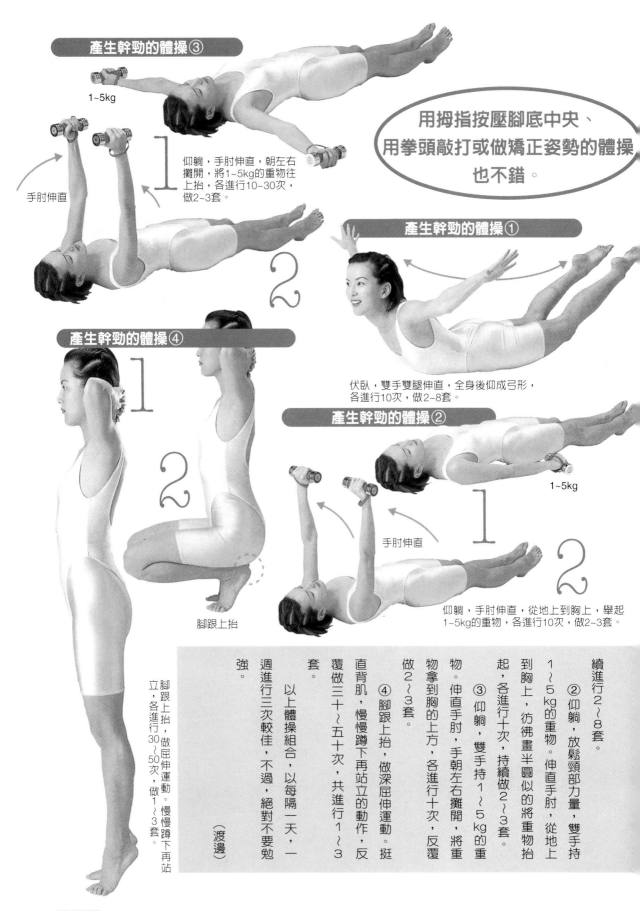

5 心悸

在不習慣的場合發言或感覺危險時會冒冷汗，任何人都會出現嚴重的心悸現象。先前已經敘述過，這是因為精神極度緊張而出現心悸的現象，可以不必擔心，可是如果沒有上述的原因，卻感覺心跳加快或上下樓梯時，出現心悸，就要特別注意了。

有可能因為心肌梗塞等心臟疾病而引起，感覺心悸時，就要盡早接受專門醫師的診察。做心電圖，如果沒有發現異常，則幾乎都是心因性導致的，亦即可能是身心症或自律神經失調症造成的。

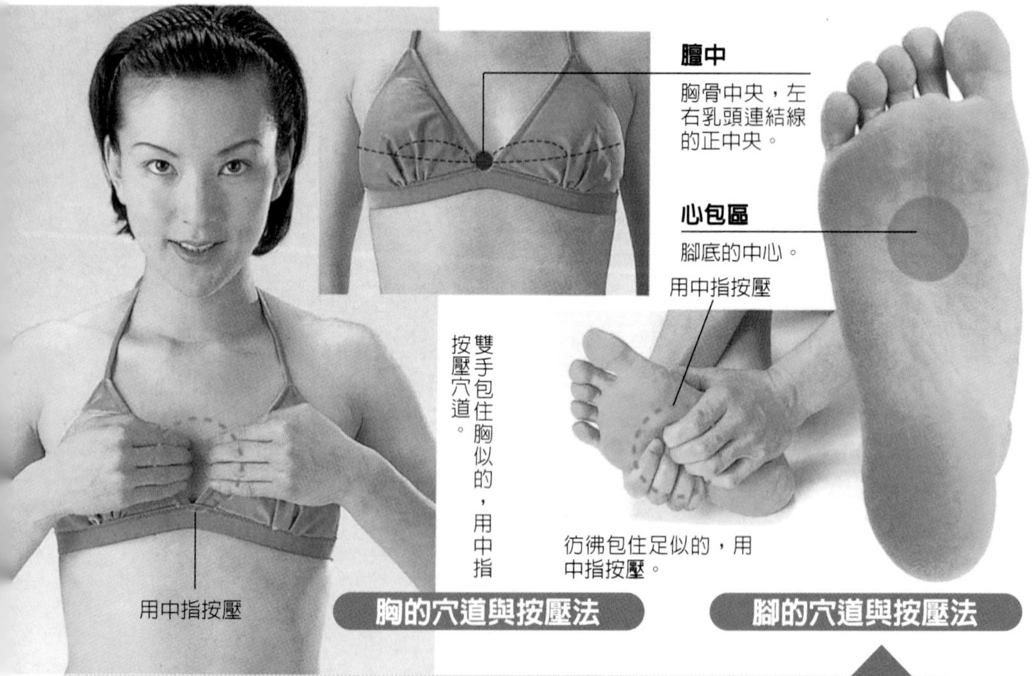

胸的穴道與按壓法

腳的穴道與按壓法

鎮靜心悸的指壓法

在此介紹的穴道都是容易刺激的穴道，平常可以花點時間指壓。既然是為了鎮靜心悸所進行的指壓，那麼做得太多會造成反效果。

古代流傳的踏青竹或使用腳底指壓器等小道具，就能輕鬆的進行指壓。一定要避免強烈的刺激，只能緩和的進行。

膻中　胸骨中央，左右乳頭連結線的正中央。

雙手包住胸似的，用中指按壓穴道，食指、無名指輕貼於一旁。

足心包區　位於腳底的中心部。

雙手包住腳似的，用中指按壓。

（竹之內）

指壓胸的正中央與
足的中心，身體往前彎的體操
也有效。

鎮靜心悸的體操

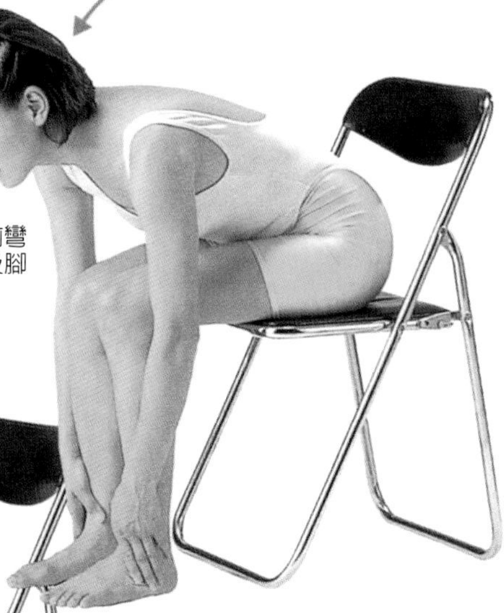

1

身體緩緩前彎至手能觸及腳的位置。

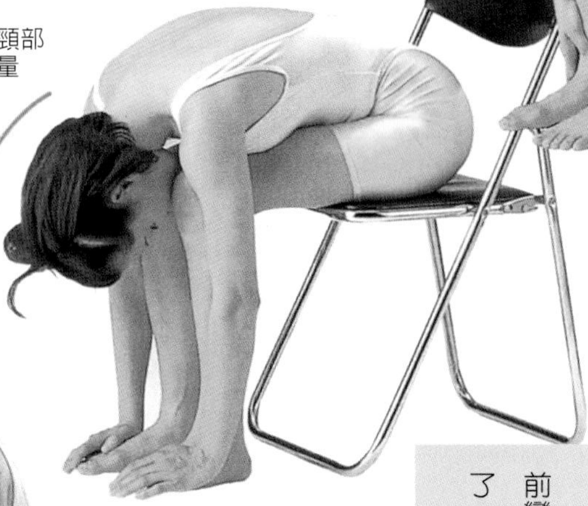

放鬆頸部的力量

2

放鬆頸部的力量，低下頭。

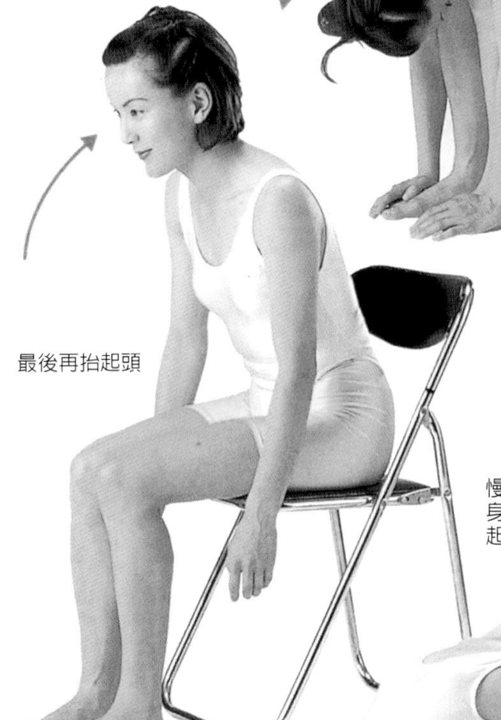

最後再抬起頭

3

慢慢的抬起上身，最後再抬起頭。

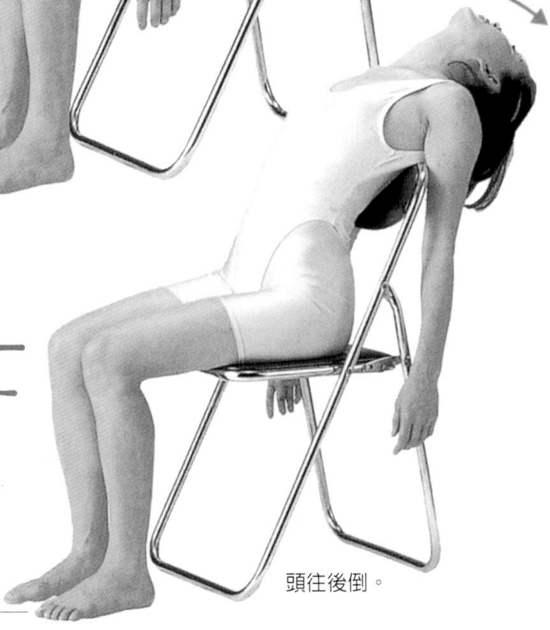

4

頭往後倒。

鎮靜心悸的前彎體操

在綁鞋帶或撿東西時，下意識做此體操也有效。前彎時，心臟會位於較身體各部分更高的位置，便能夠毫不費力的將血液送達身體各處。

以站立的姿勢進行時，輕微曲膝前彎，臉充血，靜靜的抬起身就可以了。

①坐在椅子上，身體緩緩前彎，讓手碰到腳。
②放鬆頸部力量，低下頭。
③緩緩抬起上身，頭最後抬起。
④頭往後倒。
①～④的動作反覆做4次，放鬆肩膀的力量，閉上眼睛，充分休息。

（渡邊）

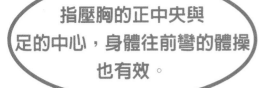

肩膀痠痛

去除肩膀瘀血，改善血液循環，要進行從肩膀到背部的指壓與體操。

精神長時間持續緊張狀態時，身體某處會開始出現失調。在一天工作結束時，很多人會用手捏捏肩膀，即肩膀痠痛是壓力的代表症狀。

疲勞會導致肩膀痠痛。肩膀肌肉和韌帶血液循環不良，就會引起痠痛，所以去除瘀血，使血液循環順暢，就能消除肩膀痠痛。

因此，必須做輕微的體操和指壓。對肩膀痠痛而言，指壓非常有效。不過重點在於找尋正確的穴道。

肩膀的穴道

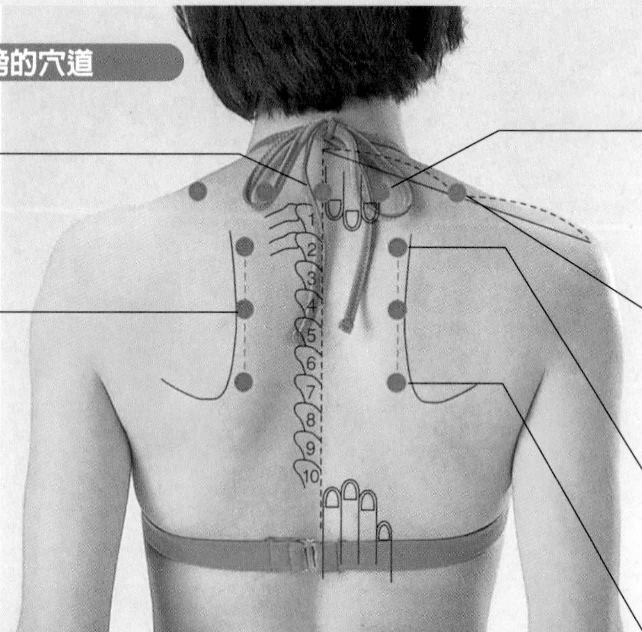

大椎

頸部往前倒時，凸出骨的下方陷凹處。

膏肓

肩胛骨中間，連接線上，距背骨4指寬外

肩中俞

距大椎 3 指寬外側。

肩井

從頸部根部肩膀前端為止的正中央。

附分

肩胛骨內側角的頂點。

譩譆

膏肓正下方，肩胛骨下角。

治療肩膀痠痛的穴道

大椎 頸部往前倒時，根部附近有骨頭隆起，骨下方的陷凹處即大

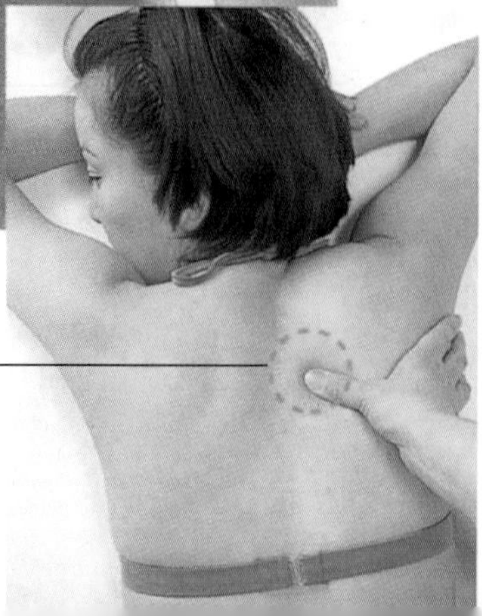

指壓方法

從肩膀到背部的穴道，請他人用拇指為自己按壓。

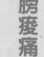

去除肩膀痠痛體操

①頸部往後仰，聳起雙肩，隨即放鬆力量，反覆做10～20次，再充分休息。

②挺直背肌坐下，兩手肘伸直，轉動手腕，往內轉，往外轉，各進行10～20次，再充分休息。

③雙臂伸直，在頭上交叉，以產生手臂肉球的要領握住手，彎曲兩手肘，此動作反覆做10～15次。

（渡邊）

治療肩膀痠痛的體操①

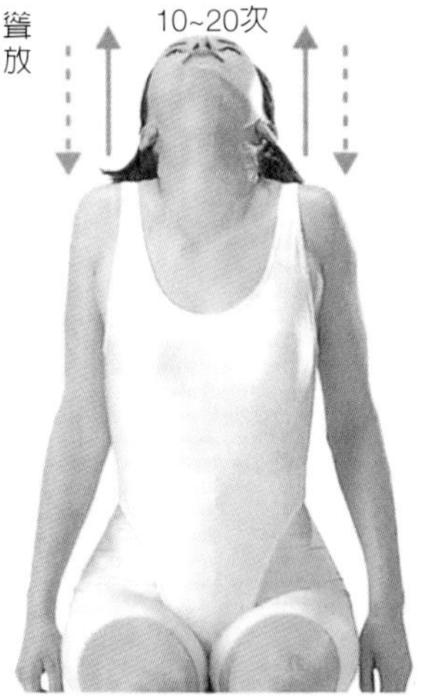

頸部往後仰，聳起雙肩，隨即放鬆力量。

治療肩膀痠痛的體操②

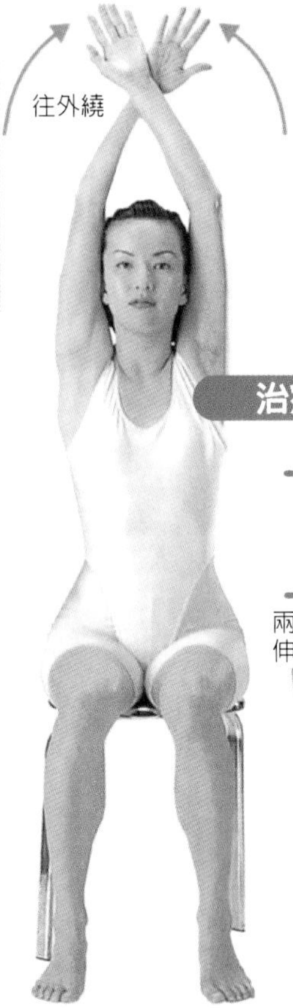

1 兩手肘伸直。

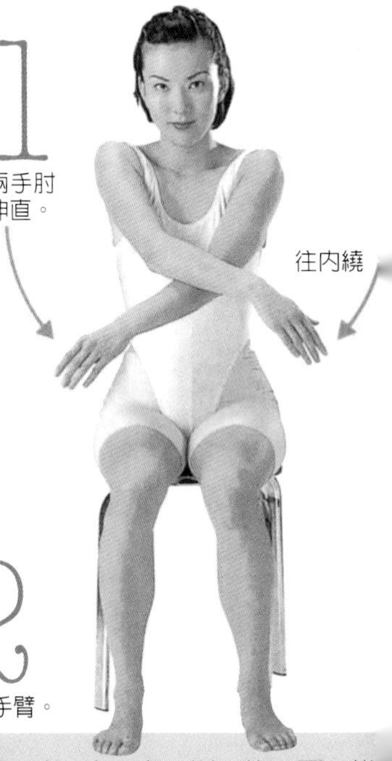

2 繞手臂。

治療肩膀痠痛的體操③

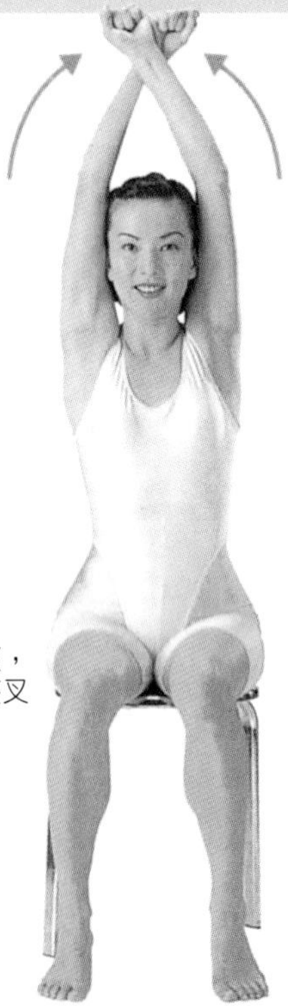

1 雙臂伸直，在頭上交叉握手。

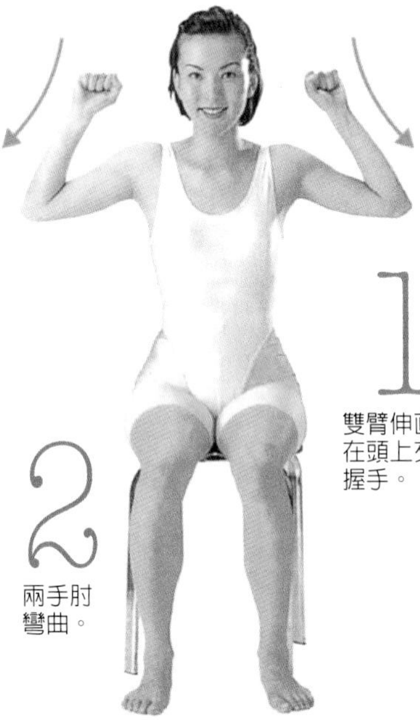

2 兩手肘彎曲。

椎，可說是找穴道的基準點。

肩井 從頸部根部至肩膀前端為止的正中央。位於肩胛骨內側（背骨側）線正上方，與肩膀肌肉交接處。相反側的手輕輕搭在肩上時，中指抵住的部分即此穴道，用手指按壓，疼痛會擴散到手臂或頸部。

肩中俞 距大椎三指寬外側，位於大椎與肩井的正中央。對於因為肩膀痠痛而導致眼睛模糊的症狀有效。

附分 距背骨外側四指寬處，在肩胛骨上角，和膏肓、譩譆同樣的，當背部至肩膀緊繃、四肢冰冷或婦科疾病導致的肩膀痠痛等，指壓此穴都有效。

膏肓 肩胛骨內側線上，位於附分與譩譆的正中央，距背骨四指寬外側。

譩譆 膏肓下方，肩胛骨下角，距背骨外側四指寬處。

指壓前，進行10～20分鐘的溫濕布療法（參考15頁），更能提升效果。

（竹之內）

腰痛

持續做收縮腹部姿勢，放鬆力量。背部後仰，放鬆力量。

長時間維持相同的姿勢後，伸個懶腰，敲打腰部，相信大家都有如此的經驗。看此動作就可以知道，腰可說是最易積存疲勞的部位。

做劇烈運動，對腰部造成負擔時，會出現腰痛。這大半是因為運動不足的原因而引起的。

持續坐著工作或上班通勤坐在車上時，反覆這些狀態，會削弱腰部的肌肉。腰痛是因為受到壓力，再加上肌肉衰弱而引起的。

偶爾打高爾夫球、打網球或慢跑等，短暫的運動對於治療腰痛無效。

治療腰痛有效的穴道

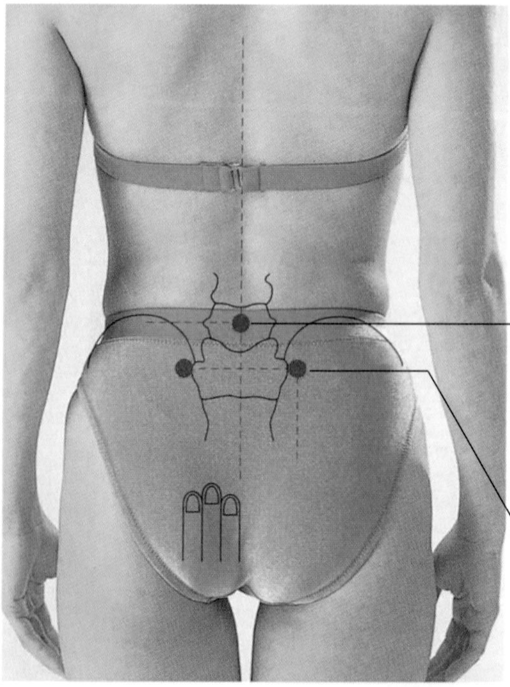

腰的腰關
腰兩側骨凸出處，與背骨交叉處。

腰眼
距腰的腰關下方2橫指處，距背骨外側3橫指的陷凹處

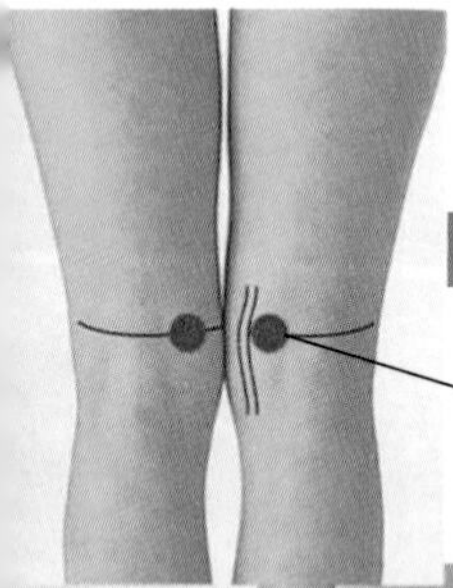

陰谷
筋與膝的皺紋交接處。

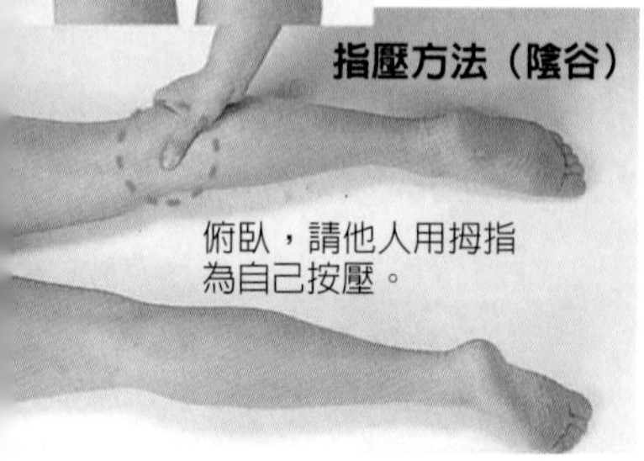

指壓方法（陰谷）
俯臥，請他人用拇指為自己按壓。

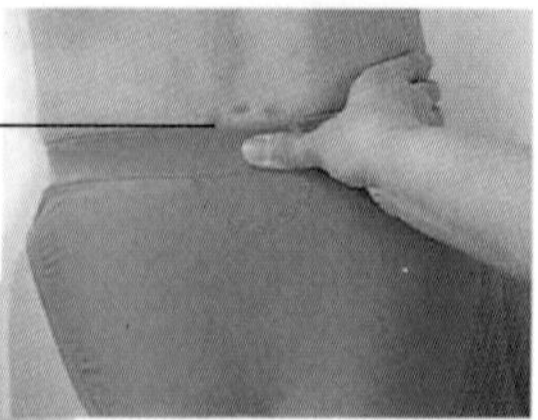

指壓方法（腰的腰關）
俯臥，請他人用拇指指腹為自己按壓。

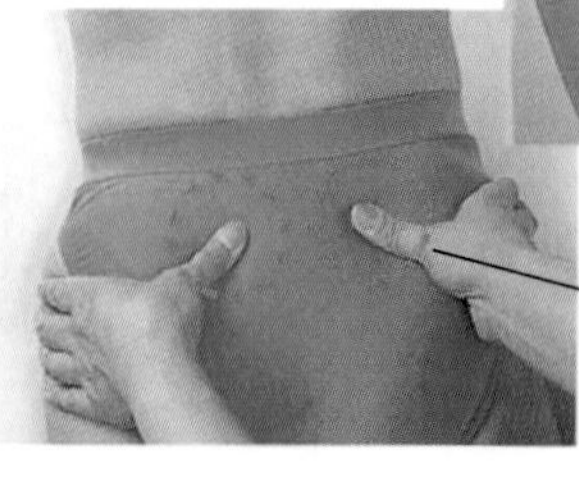

指壓方法（腰眼）
俯臥，請他人用拇指指腹為自己同時按壓左右穴道。

治療腰痛有效的指壓法

以下治療腰痛的穴道中，陽陵泉可以自己用拇指指壓，但是腰的陽關、腰眼、陰谷等，請他人為自己指壓，較易進行。

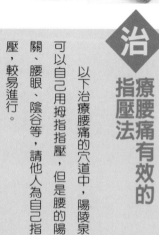

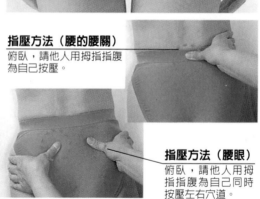

治療腰痛的體操

腰部肌肉較弱者，容易引起壓力性的腰痛。支撐上半身腰的肌肉若能去除負擔，就不必擔心腰痛的問題。欲消除背部到腰的肌肉疲勞，必須做以下的體操。

①閉上眼睛，挺直背肌，輕鬆坐著，靜靜休息5分鐘。

②收縮腹部，保持此姿勢一會兒，突然放鬆力量，持續做10分鐘。

③背部後仰，維持此動作，如果背骨兩側肌肉產生緊張感時，就放鬆力量。此動作持續做10分鐘。

腰與手足相比，屬於很難放鬆力量的部位，可以抱持輕鬆的心情持續練習，就能自然培養出腰的放鬆方法，減輕腰的倦怠與疼痛。

（渡邊）

治療腰痛的體操

1

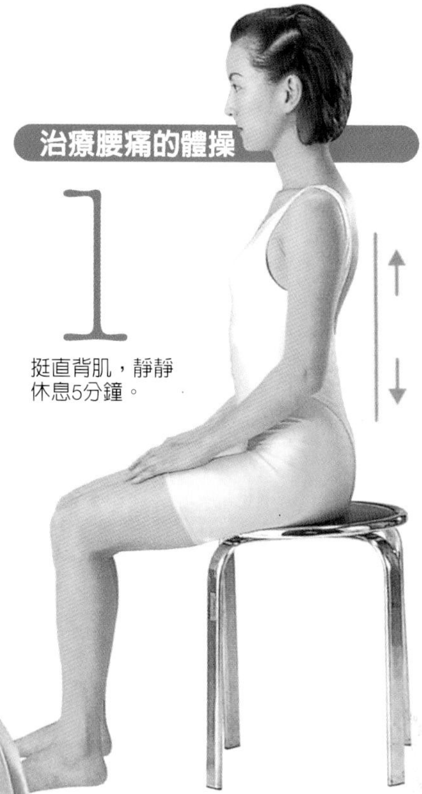

挺直背肌，靜靜休息5分鐘。

2

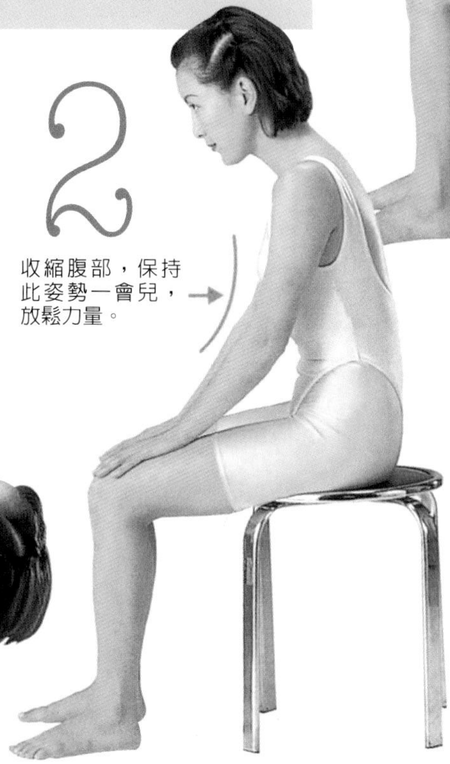

收縮腹部，保持此姿勢一會兒，放鬆力量。

3

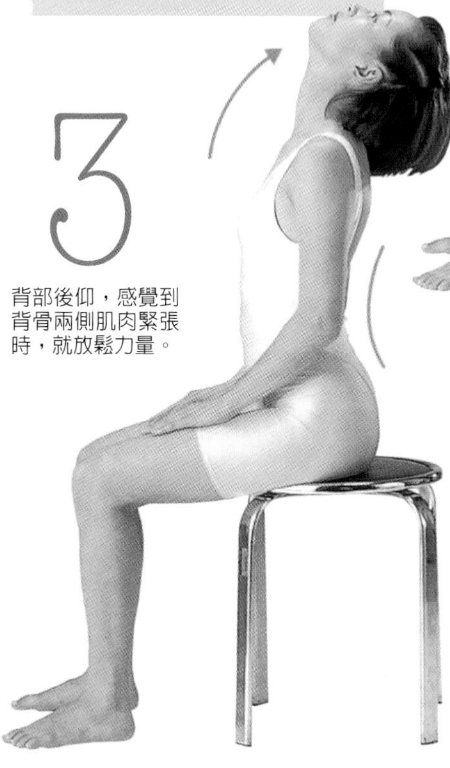

背部後仰，感覺到背骨兩側肌肉緊張時，就放鬆力量。

對腰痛有效的膝的穴

指壓方法（陽陵泉）

膝直立坐下，用拇指指腹按壓。

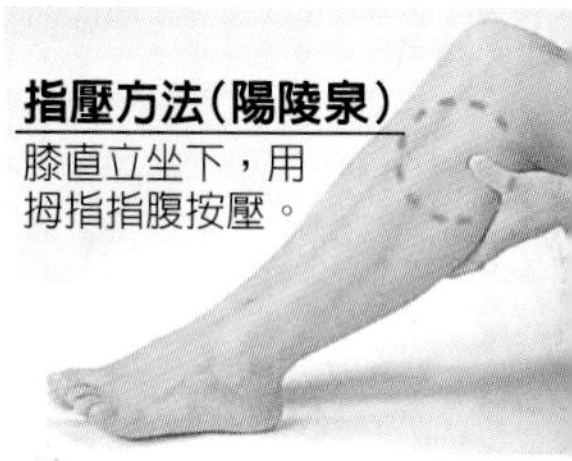

陽陵泉

膝的骨凸出處正下方。

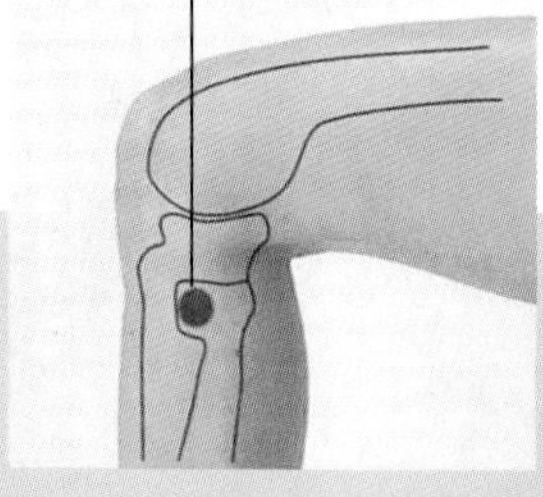

陽陵泉　膝內側附近，骨凸出處（腓骨頭）正下方。

陰谷　膝豎立時，手指由內側插入膝內側時，會觸摸到筋。這條筋與膝內側皺紋交接處即此穴道。

腰的陽關　背骨正上方。腰兩側的骨凸出處（髂骨稜）連結線與背骨交叉處。

腰眼　髂骨凸出處下方形成的陷凹處，距腰的陽關二指寬下方，距背骨三指寬外側處。

（竹之內）

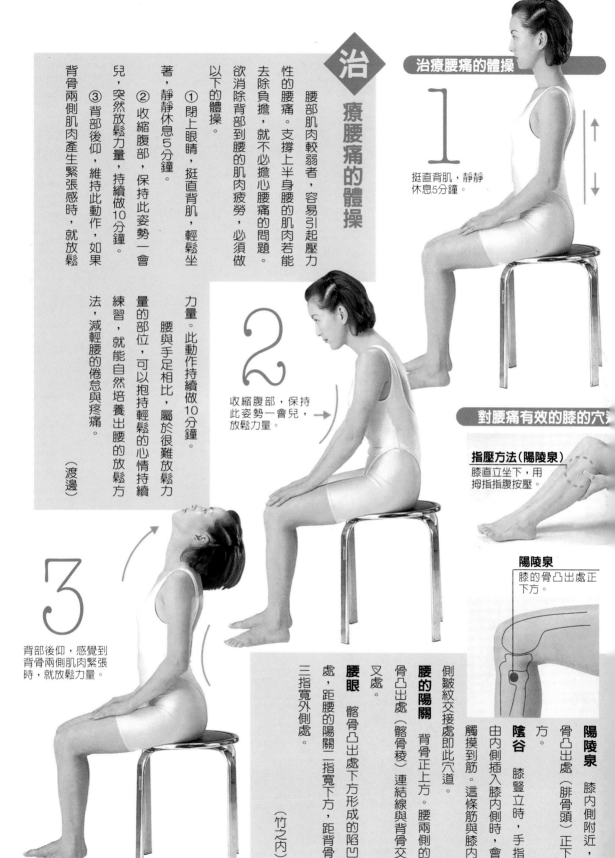

8 全身倦怠

除了因發燒或疾病而導致的全身倦怠外，許多人會感覺倦怠，是因為一整天集中使用手足的緣故。

工作或學習效率不佳，變得焦躁，無法成眠時，壓力會引起壓力，為防止此種情形，一定要學會當場去除壓力的方法。

以一整天工作的手足為主，學會當場去除疲勞的體操，指壓手足也有效。

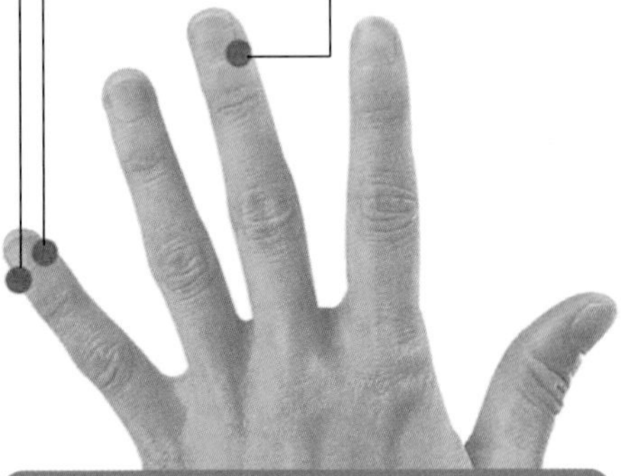
少澤
手的小指指甲生長處外側。
少衝
手的小指指甲生長處，靠近拇指側。
中衝
手的中指指甲生長處的拇指側，靠近手腕2mm處。

去除倦怠的手的穴道①

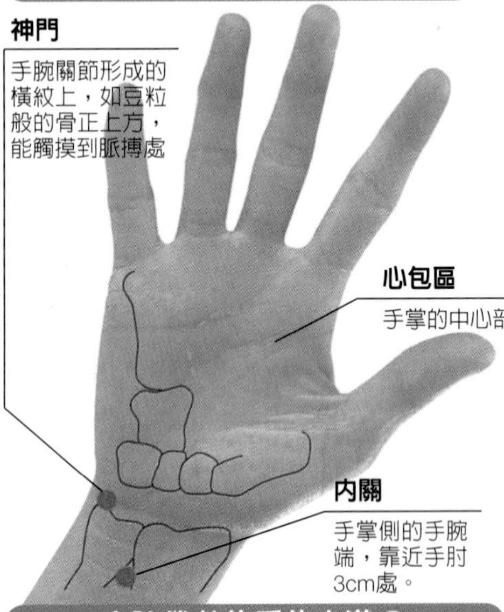
神門
手腕關節形成的橫紋上，如豆粒般的骨正上方，能觸摸到脈搏處
心包區
手掌的中心部。
內關
手掌側的手腕端，靠近手肘3cm處。

去除倦怠的手的穴道②

去除倦怠的腳與手臂的穴道

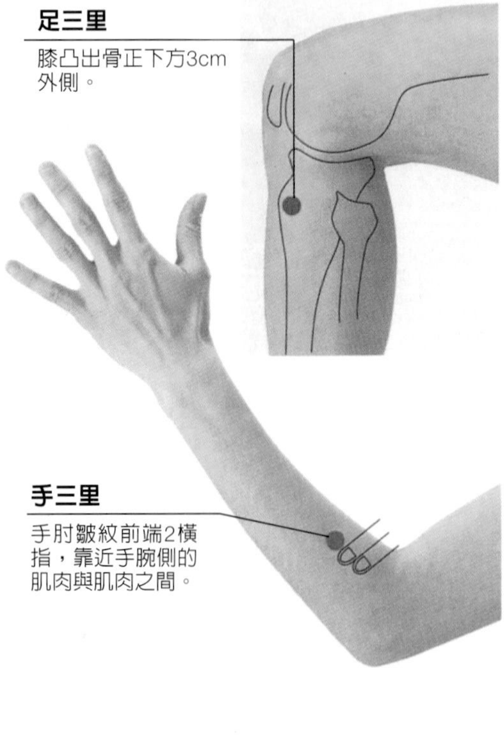
足三里
膝凸出骨正下方3cm外側。
手三里
手肘皺紋前端2橫指，靠近手腕側的肌肉與肌肉之間。

消除倦怠的指壓法

手三里 手肘皺紋前端，靠近手腕2指寬的肌肉與肌肉之間的位置。

內關 手掌側，手腕端，靠近手肘3cm處。

心包區 手掌中心部。

神門 手掌側的手腕處。手腕關節形成的橫紋，出現如豆粒的骨的正上

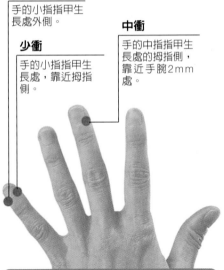

去除倦怠的體操

①坐在椅子上，腳上抬，反覆做曲伸腳脖子的動作，慢慢加快速度，持續進行，兩腳一起做或左右交互做都可以。

②①持續做2～3分鐘後，伸直的腳彷彿打水似的上下擺盪，持續1～2分鐘。整隻腳突然用力，放鬆力量，稍作休息。

③放鬆手腕的力量，手腕往前擺盪。

④放鬆手肘的力量，手肘往前擺盪。

⑤放鬆肩膀的力量，手臂用力擺盪。

（渡邊）

去除倦怠的體操①

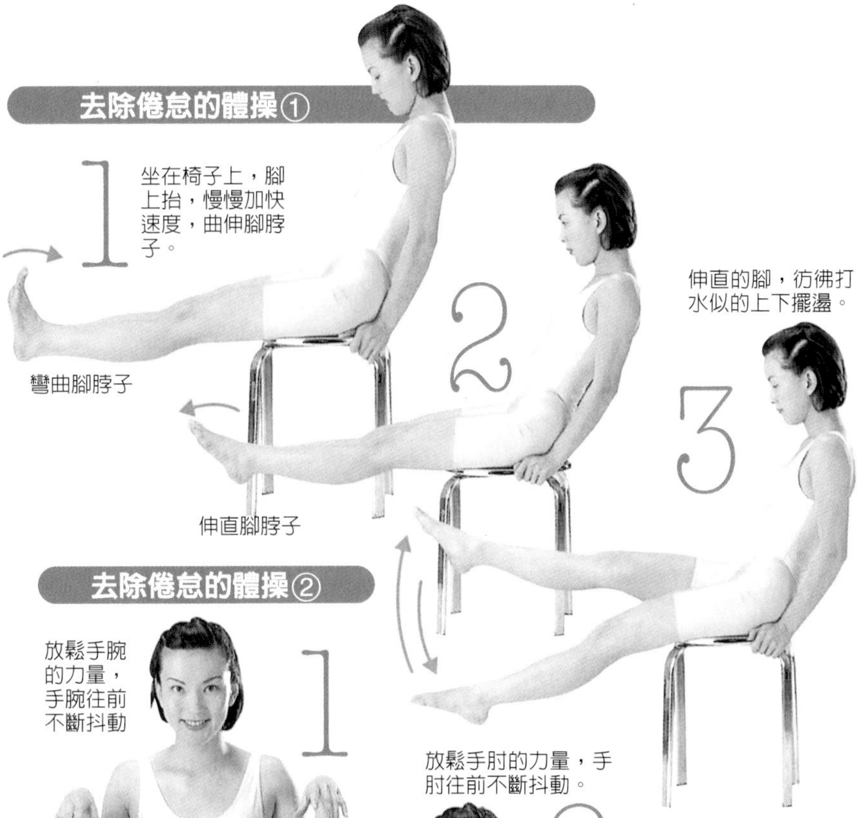

1 坐在椅子上，腳上抬，慢慢加快速度，曲伸腳脖子。

彎曲腳脖子

伸直腳脖子

伸直的腳，彷彿打水似的上下擺盪。

去除倦怠的體操②

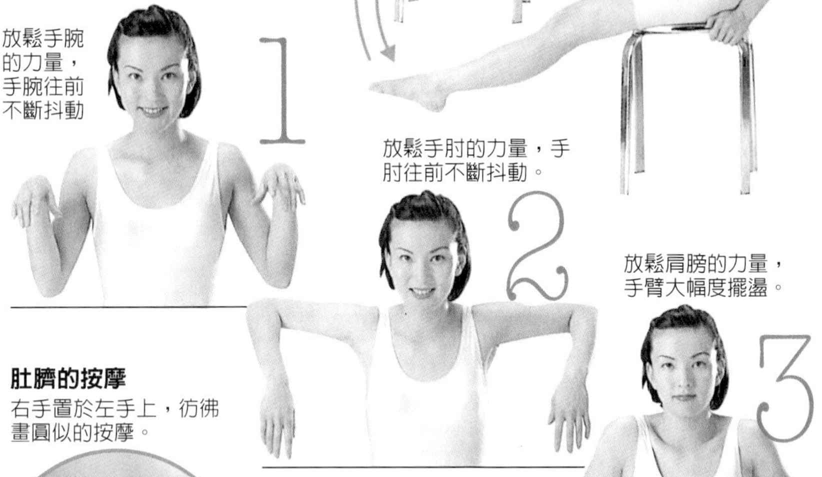

放鬆手腕的力量，手腕往前不斷抖動

放鬆手肘的力量，手肘往前不斷抖動。

放鬆肩膀的力量，手臂大幅度擺盪。

肚臍的按摩

右手置於左手上，彷彿畫圓似的按摩。

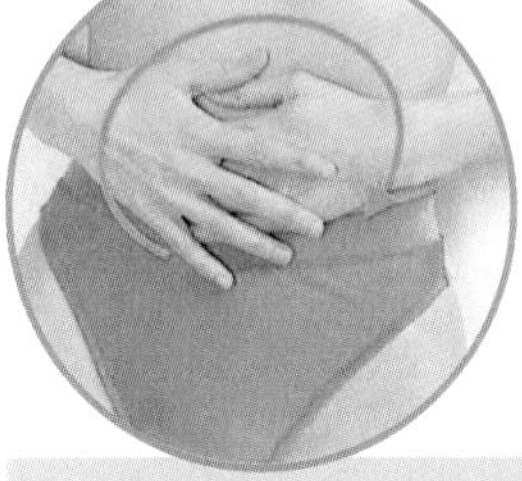

熱敷肚臍

鋪上熱敷墊，感覺太燙時，可以先鋪毛巾。

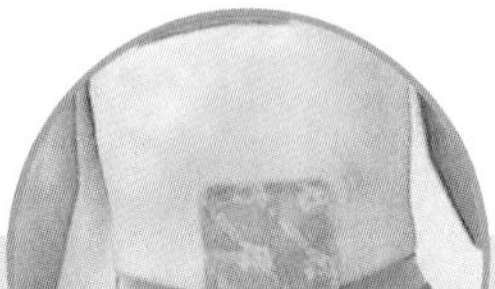

方。觸摸時，可以感覺到脈搏的跳動。

中衝 手的中指指甲生長處。從拇指側算起，靠近手腕側2mm處。

少衝 手的小指指甲生長處，靠近拇指側。

少澤 手的小指指甲生長處（外側）。如果彷彿夾住小指似的指壓，就可以同時指壓到少衝與少澤。

足三里 膝下方凸出骨正下方外側（移動手指3cm處），按壓時，甚至連腳趾都會覺得疼痛，即此穴道的位置。

神闕 位於肚臍的穴道，對於治療自律神經失調症等非常有效，可以按摩此穴道或用熱敷墊熱敷。

按摩時，右手置於左手上，以肚臍為中心，彷彿畫圓似的移動手（參考10～11頁）。

熱敷墊直接擺在上面也無妨，但是感覺太燙時，可以在中間放毛巾。

（竹之內）

9 眼睛疲勞

指壓眼睛周圍的穴道，眼球盡量朝左右移動的「眼睛體操」也有效。

眼睛疲勞時是否會按壓太陽穴或捏鼻梁，按壓眼頭呢？實際試著按壓一下，按壓處會覺得疼痛，但會減輕眼睛疲勞的症狀。

無意識進行的這些動作，是非常合理的處置法。亦即雖然不知道名稱，但卻本能的能夠將手移動到正確穴道的位置。

去除眼睛疲勞的指壓穴道，集中在眼睛周圍骨上及其陷凹處。

去除眼睛疲勞的穴道

四白 用手指觸摸眼下緣時，會觸摸到硬骨。在其正中央1cm下方的骨的陷凹處，即此穴道。按壓時，疼痛會傳遍整個眼睛。

承泣 下眼瞼中央，下緣骨與眼睛之間的陷凹處，就在四白正上方。

瞳子髎 眼尾外側緣，骨與骨之間的陷凹處。

睛明 夾住鼻梁的兩側，眼頭與鼻梁中間的穴道。

魚腰 由眉毛內側朝外側，用手指撫摸時，眼瞼上緣骨稍高處，即魚腰穴，距眉尾三分之一處。

客主人 即太陽穴。位於眼尾外側骨的外側陷凹處。

基本上，任何一個穴道都必須用手指輕輕按壓。不過若是用髮夾刺激客主人，更會覺得神清氣爽。

（竹之內）

指壓的方法①

瞳子髎

用食指同時指壓左右穴道。

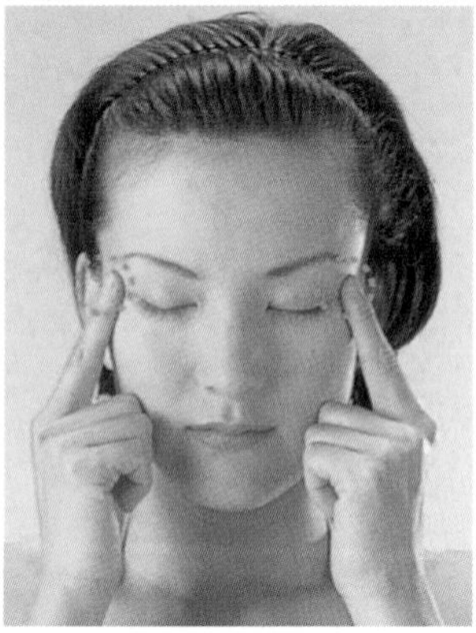

客主人

用食指同時指壓左右穴道。

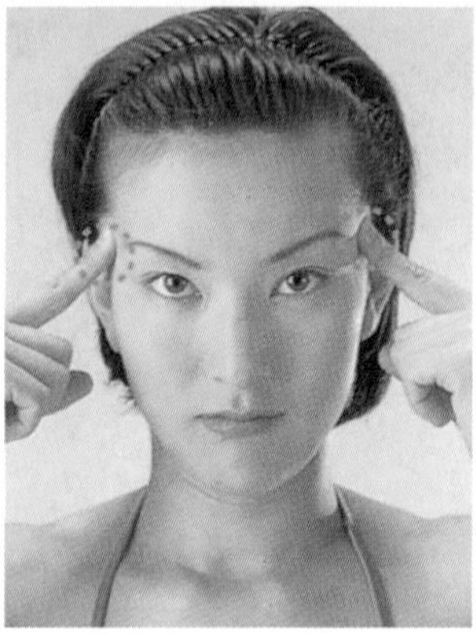

使用髮夾的刺激法（客主人）

可以使用髮夾的圓頭按壓。

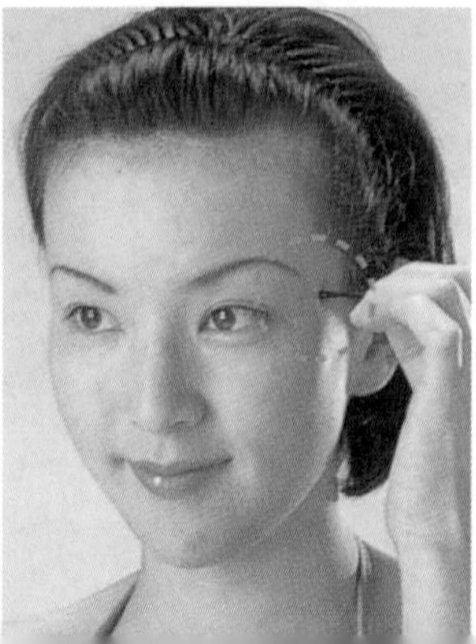

治療眼睛疲勞有效的臉部穴道

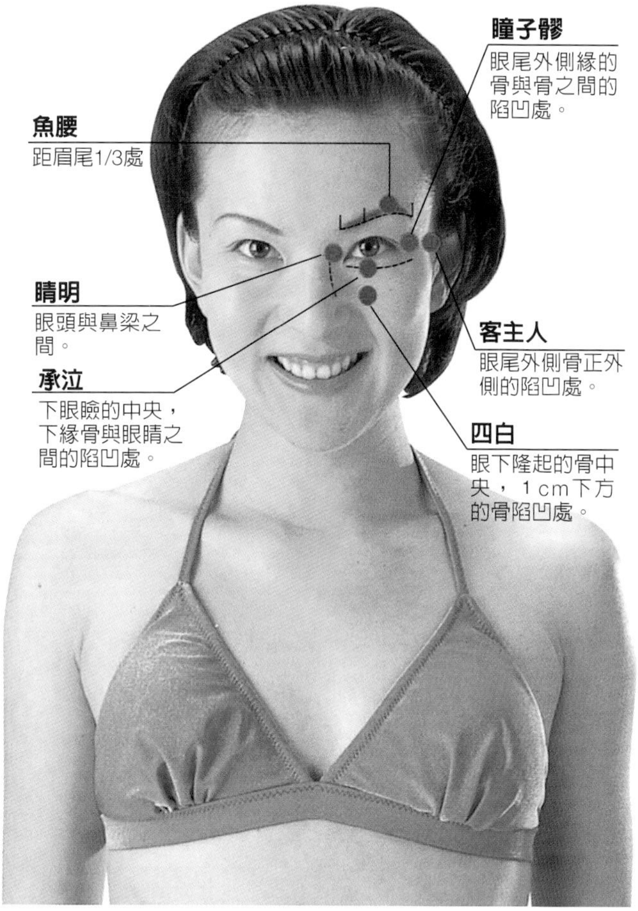
瞳子髎
眼尾外側緣的骨與骨之間的陷凹處。
魚腰
距眉尾1/3處
睛明
眼頭與鼻梁之間。
承泣
下眼瞼的中央，下緣骨與眼睛之間的陷凹處。
客主人
眼尾外側骨正外側的陷凹處。
四白
眼下隆起的骨中央，1cm下方的骨陷凹處。

指壓的方法②

睛明
用食指同時指壓左右穴道。

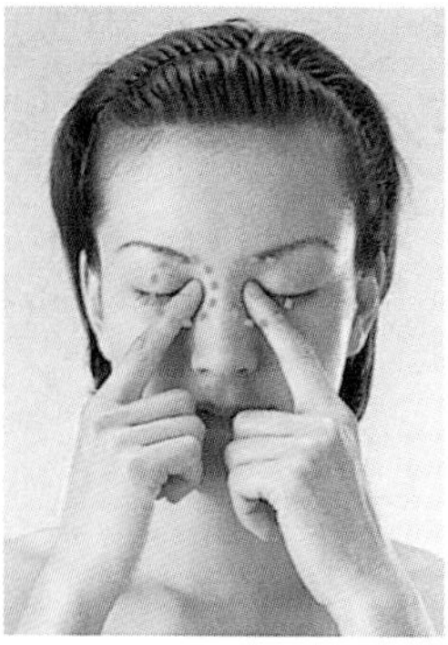

承泣
用食指同時指壓左右穴道。

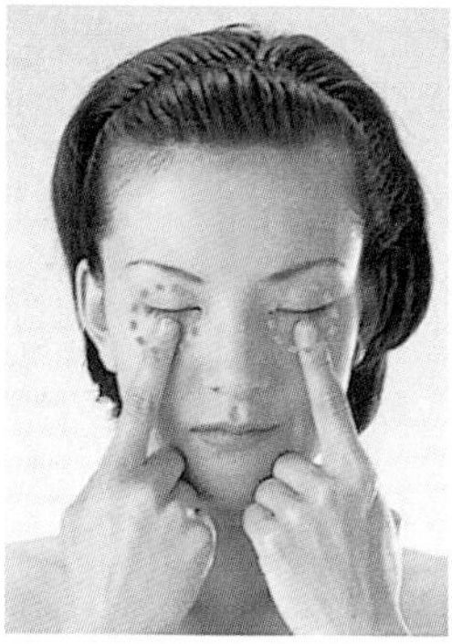

魚腰
用食指同時指壓左右穴道。

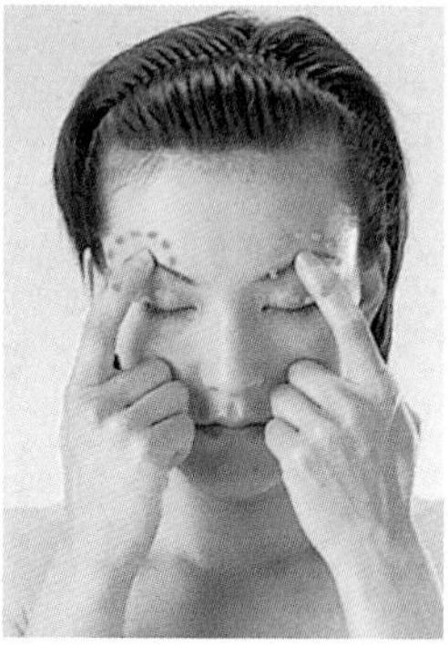

四白
用食指同時指壓左右穴道。

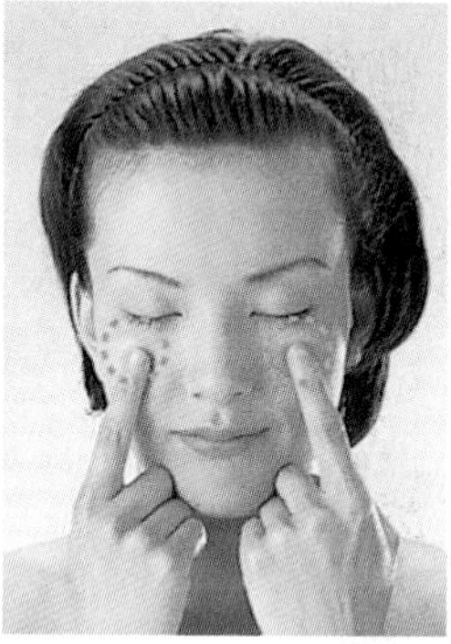

去除眼睛疲勞的體操

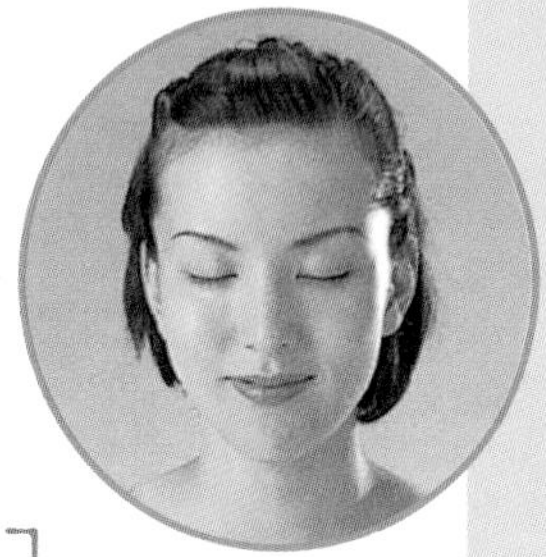

1 閉上眼睛，休息5分鐘。

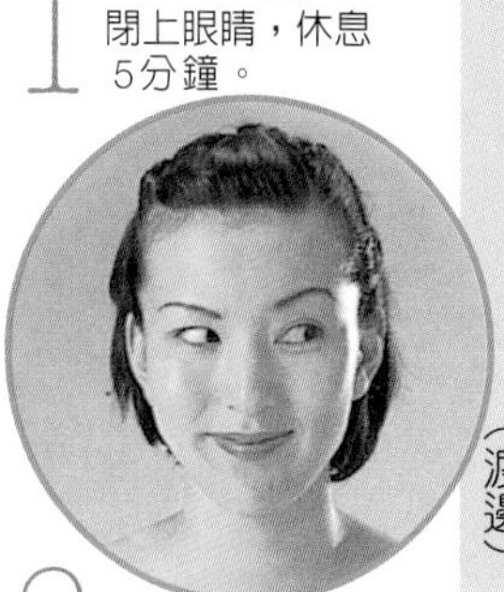

2 眼球朝左移動，使左側肌肉緊張。

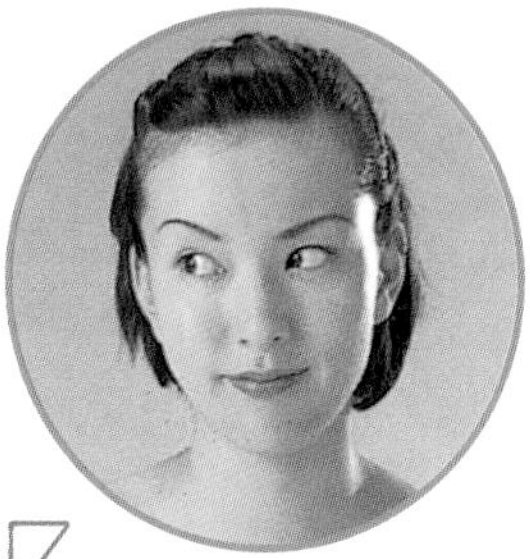

3 眼球朝右移動，使右側肌肉緊張。

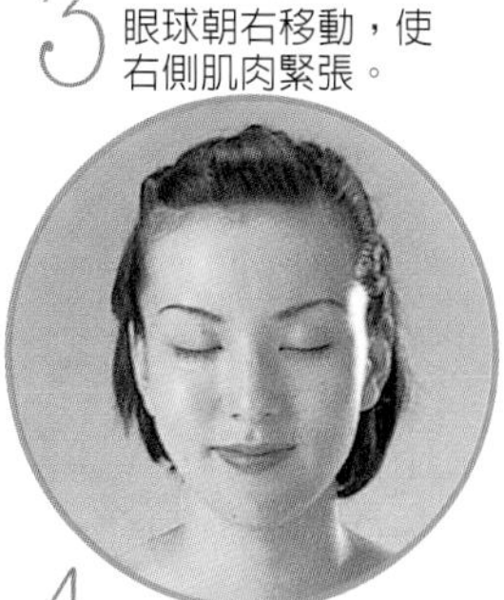

4 閉上眼睛，休息5分鐘。

去除眼睛疲勞體操

活動眼球的體操也有效。不僅是眼睛疲勞，對於假性近視及老花眼的預防也能發揮功效。

①保持放鬆的姿勢，自然閉上眼睛，靜靜休息5分鐘。

②不要移動頭，眼睛一直朝左看，不斷移動，直到感覺眼球左側肌肉緊張為止。

③眼睛回到中央。

④朝相反側移動。右側的肌肉同樣產生緊張感，依此要領，眼睛朝左右移動數次。

⑤再度靜靜的閉上眼睛，休息5分鐘。

以上運動，閉上眼睛也無妨。

（渡邊）

10 缺乏食慾

對同事說：「最近沒有食慾……」時，同事可能會問你：「是否有什麼擔心的事情？」並不會注意到你的身體機能，反而會擔心你的壓力問題。

心理作用確實與食慾有密切的關係，由壓力引發的食慾不振，有相當多的例子。

食慾不振會導致體力和持續力的降低，因此一旦缺乏食慾，就會背負更大的壓力。

此外精神原因造成的食慾不振，可能會引起「拒食症」。拚命想減肥的女性最容易出現拒食症。煩惱「會不會太胖」，而產生壓力，同時也會因為家人或人際關係、工作等其它壓力，導致拒食症。

治療食慾不振的指壓

足三里　膝凸出處外側3cm處的穴道，可以用拇指指壓，但是孩童沒有食慾時，必須避免指壓。

近來有些孩童因為壓力，出現食慾不振的現象，可是一旦刺激此穴道，則可能會停止兒童的發育，必須格外注意。

神闕　位於肚臍的穴道，可以利用吹風機，給予溫熱刺激。

手心　手掌中心部，用另一隻手的拇指指壓。

足心包區　腳底中央部的腳底心區域，用拇指按壓。

厲兌　第二腳趾指甲生長處（外側），靠近腳脖子外側2mm處。拇指和食指彷彿捏住似的進行指壓。

（竹之內）

治療食慾不振有效的腹部穴道

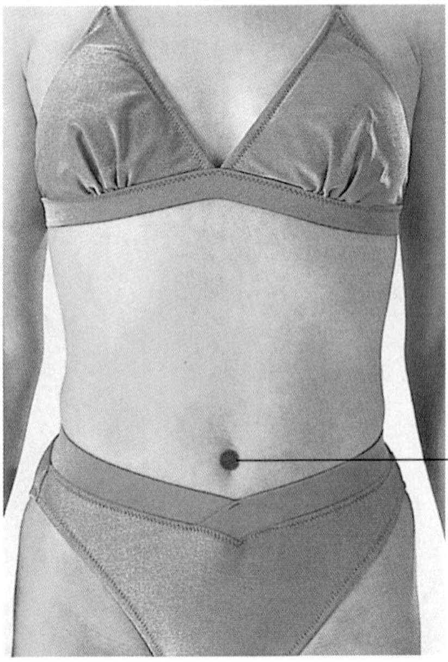

神闕
肚臍處。

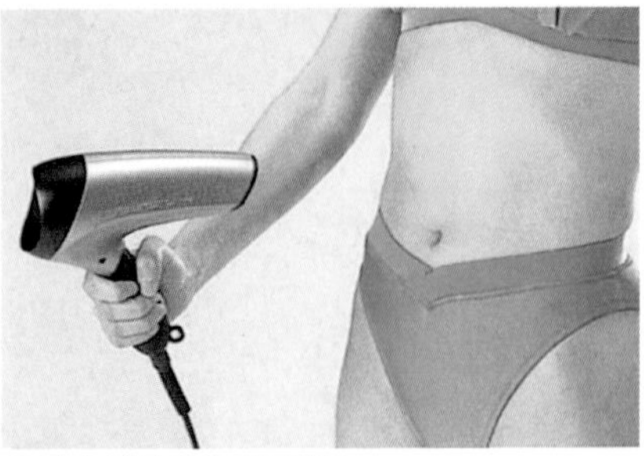

用吹風機加熱（神闕）
利用吹風機的溫風加熱。

治 療食慾不振的漢方藥

能夠恢復食慾的漢方藥如下：

半夏瀉心湯（半夏4、黃芩、人參、甘草、大棗各3、乾姜2、黃連1）

體力普通或體力稍弱的人可以服用。

出現心窩阻塞、苦重感或某部位產生抵抗感、伴隨噁心、腹中雷鳴（肚子咕嚕咕嚕叫）、下痢等症狀時，也可以服用。

六君子湯（人參、朮、茯苓、半夏各4、陳皮、生姜、大棗各2、甘草1）

體力較弱、皮膚或肌肉缺乏緊張度及瘦子型的人可以服用。

胸的阻塞感嚴重、憂鬱時，服用此處方，可以發揮功效。

（山之內）

腳的穴道

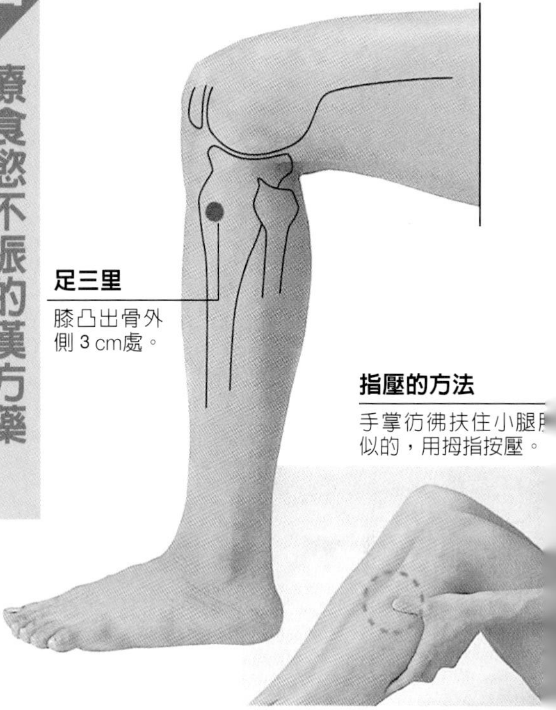

足三里

膝凸出骨外側 3 cm處。

指壓的方法

手掌彷彿扶住小腿肚似的，用拇指按壓。

充分指壓手掌中央與腳底中央，肚臍保持溫熱。

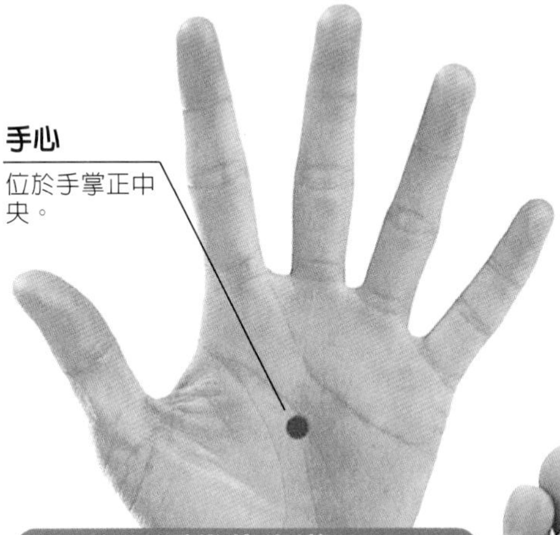

手心

位於手掌正中央。

手掌的穴道

指壓的方法（手心）

拇指與其餘4指彷彿夾住似的按壓。

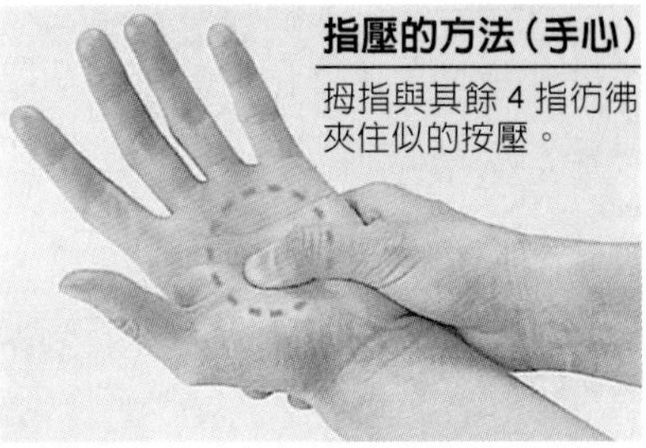

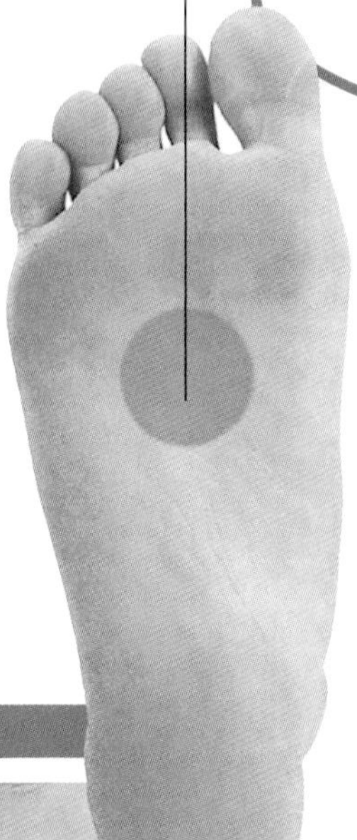

心包區

腳底心的區域。

腳底的穴道

指壓的方法（心包區）

拇指與其餘4指彷彿夾住腳似的，用拇指按壓。

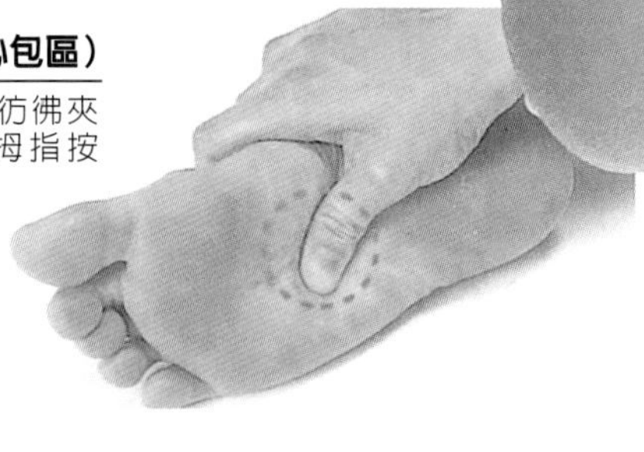

腳趾的穴道

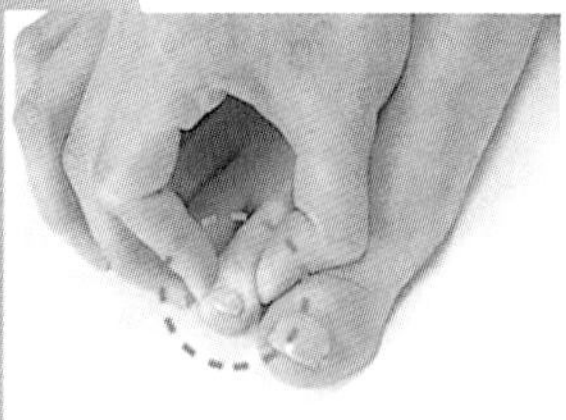

指壓的方法（厲兌）

用食指指腹按壓。

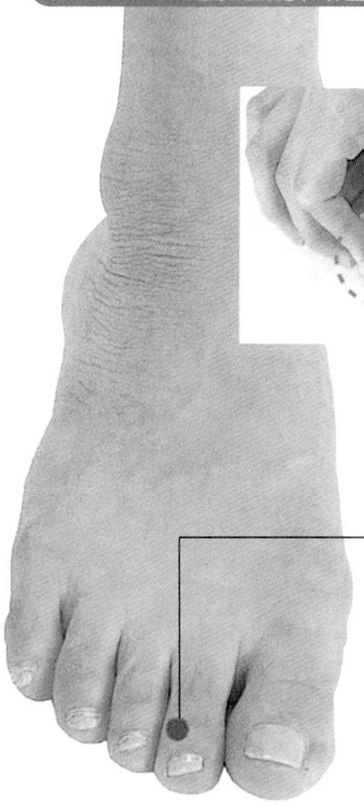

厲兌

第二腳趾指甲生長處（外側），靠近腳脖子2mm處。

11 胃痛、反胃

因為壓力而導致胃潰瘍的人時有所聞。乍聞胃潰瘍，許多人會聯想到壓力，因為壓力和胃潰瘍具有密不可分的關係。

或者雖然沒有轉成胃潰瘍，可是因為壓力堆積，引發胃痛的人也很多。胃痛是胃傳送的ＳＯＳ信號，必須盡早處理。在罹患疾病前，務必要解除危機。

此時，可以活用指壓。現在因為壓力而有胃痛煩惱、過去有胃痛經驗或最近比較疲勞的人，要盡量利用指壓來治療。

平常就要注意不能吃太冰冷的食物或飲酒過度。

治療胃痛有效的腹部穴道

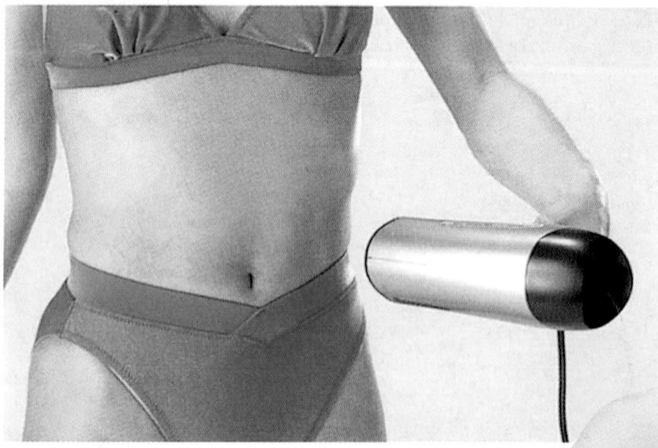

用吹風機刺激（神闕）

吹風機靠近肚臍，感覺發燙時就移開。

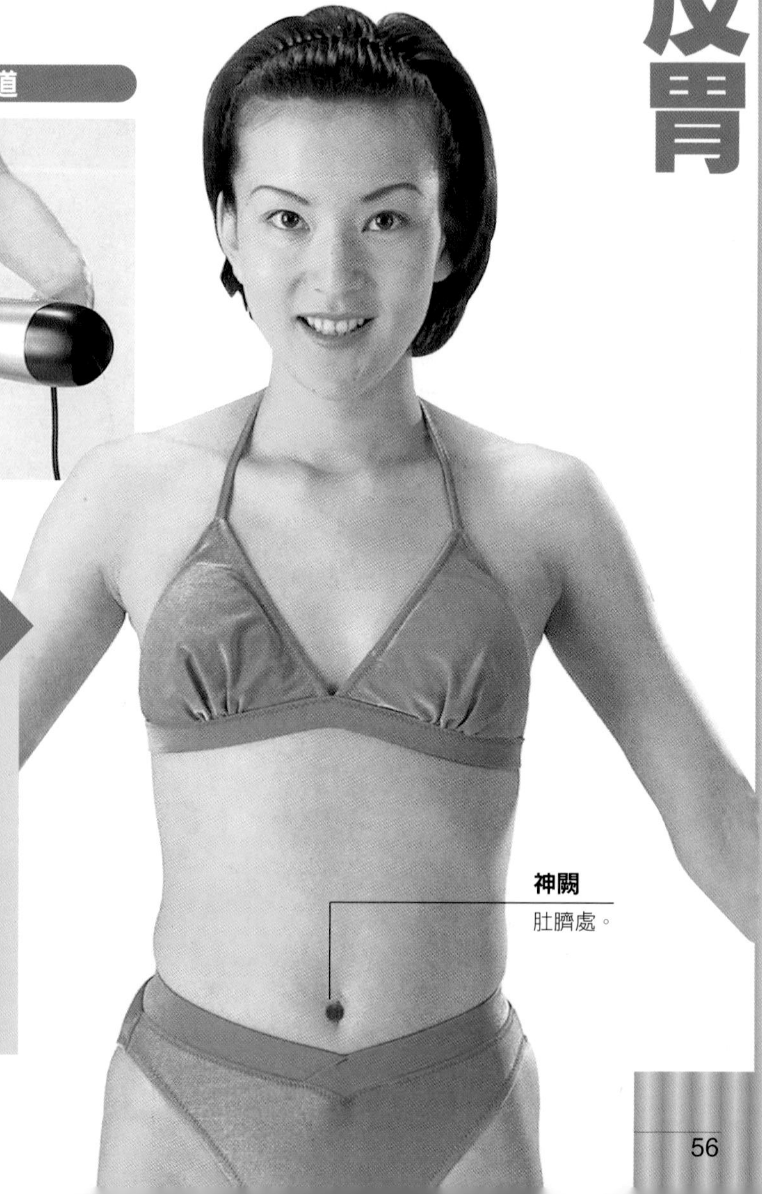

神闕

肚臍處。

治療胃痛、反胃有效的穴道

神闕　位於肚臍的穴道，可以用吹風機進行刺激。

足三里　膝凸出骨外側３cm處。

第三厲兌　第三腳趾指甲生長處（外側），靠近腳脖子２mm處。除了指壓外，也可以進行７～８次的灸治。利用髮夾給予刺激的方法也有效。髮夾

治療胃痛的漢方藥

柴胡桂枝湯（柴胡5、半夏4、桂枝、黃苓、人參、芍藥、生姜、大棗各2、甘草1.5）

適合體力普通者的處方。

可以廣泛應用在因為壓力所引起的各種症狀上。

安中散（桂枝、延胡索、牡蠣各3、茴香、甘草、縮砂各2、生姜1）

適合體力較弱者的處方。

對於胃灼熱或神經質引發的胃痛、胃酸過多症及胃潰瘍等，所有的胃病都有效。

（山之內）

吹風機靠近穴道，感覺發燙就要移開。

治療胃痛有效腳的穴道

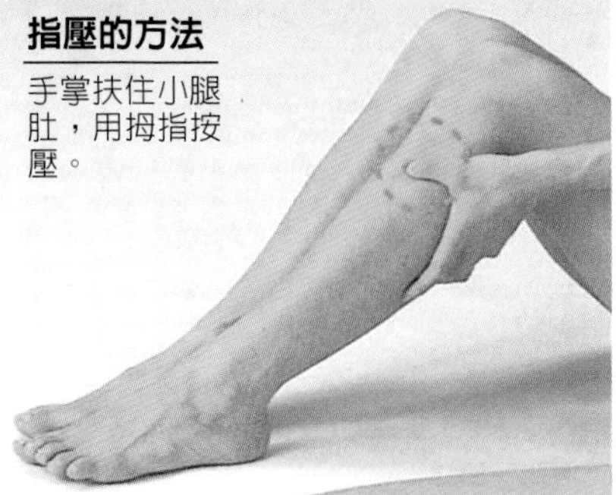

指壓的方法

手掌扶住小腿肚，用拇指按壓。

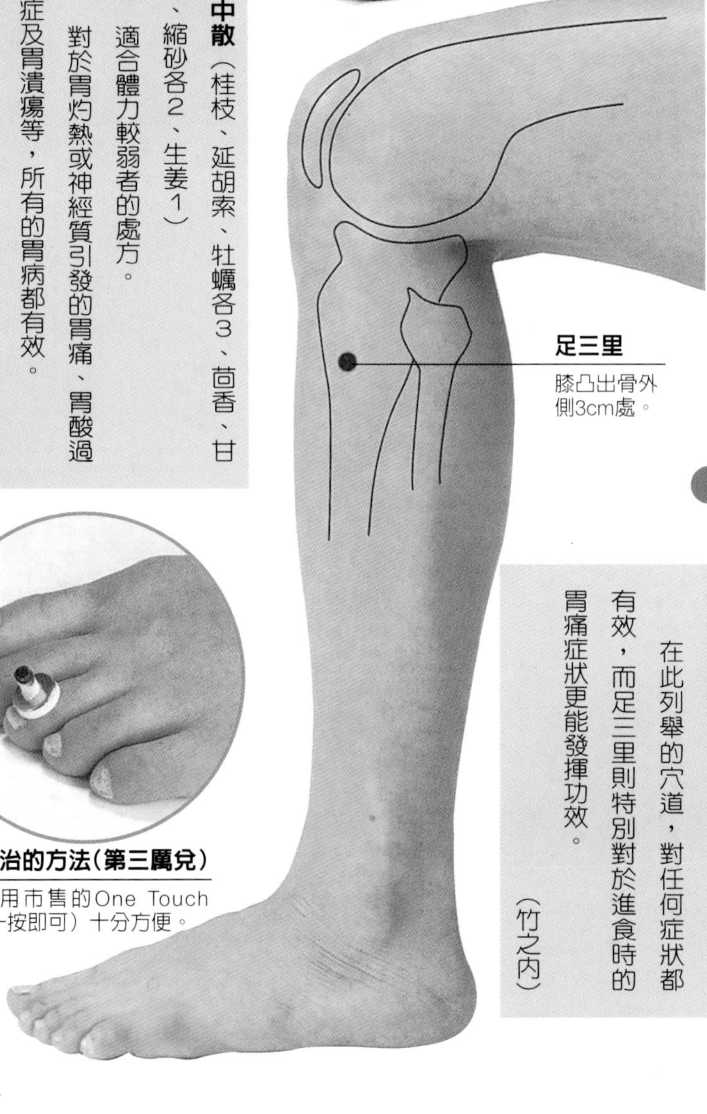

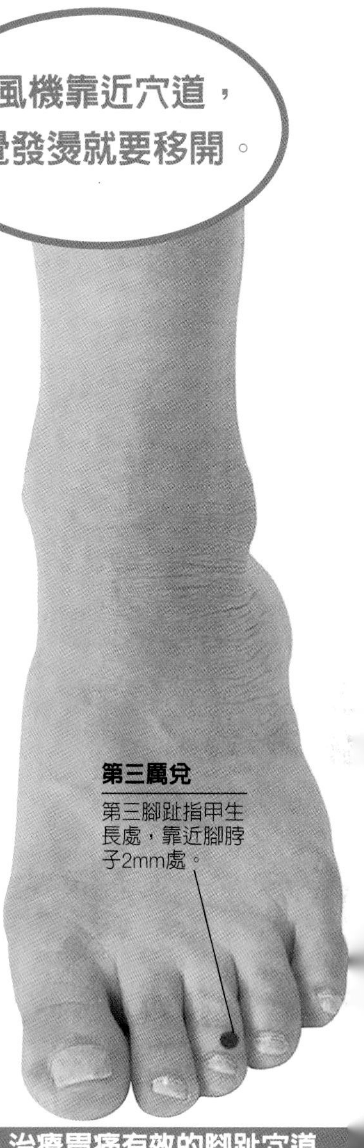

治療胃痛有效的腳趾穴道

灸治的方法(第三厲兌)

使用市售的One Touch（一按即可）十分方便。

刺激反覆7～10次。

我們所謂的胃痛包括胃灼熱而感覺噁心、空腹時疼痛或進食時感覺疼痛等，具有各種不同的症狀。感覺噁心或空腹時疼痛，表示胃酸過多或胃潰瘍。如果在進食時疼痛，則可能是胃下垂或胃炎。此外慢性胃弱時，進食也會胃痛。

在此列舉的穴道，對任何症狀都有效，而足三里則特別對於進食時的胃痛症狀更能發揮功效。

（竹之內）

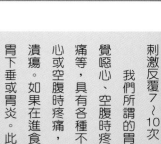

12 持續便秘

治療壓力導致的不快症狀

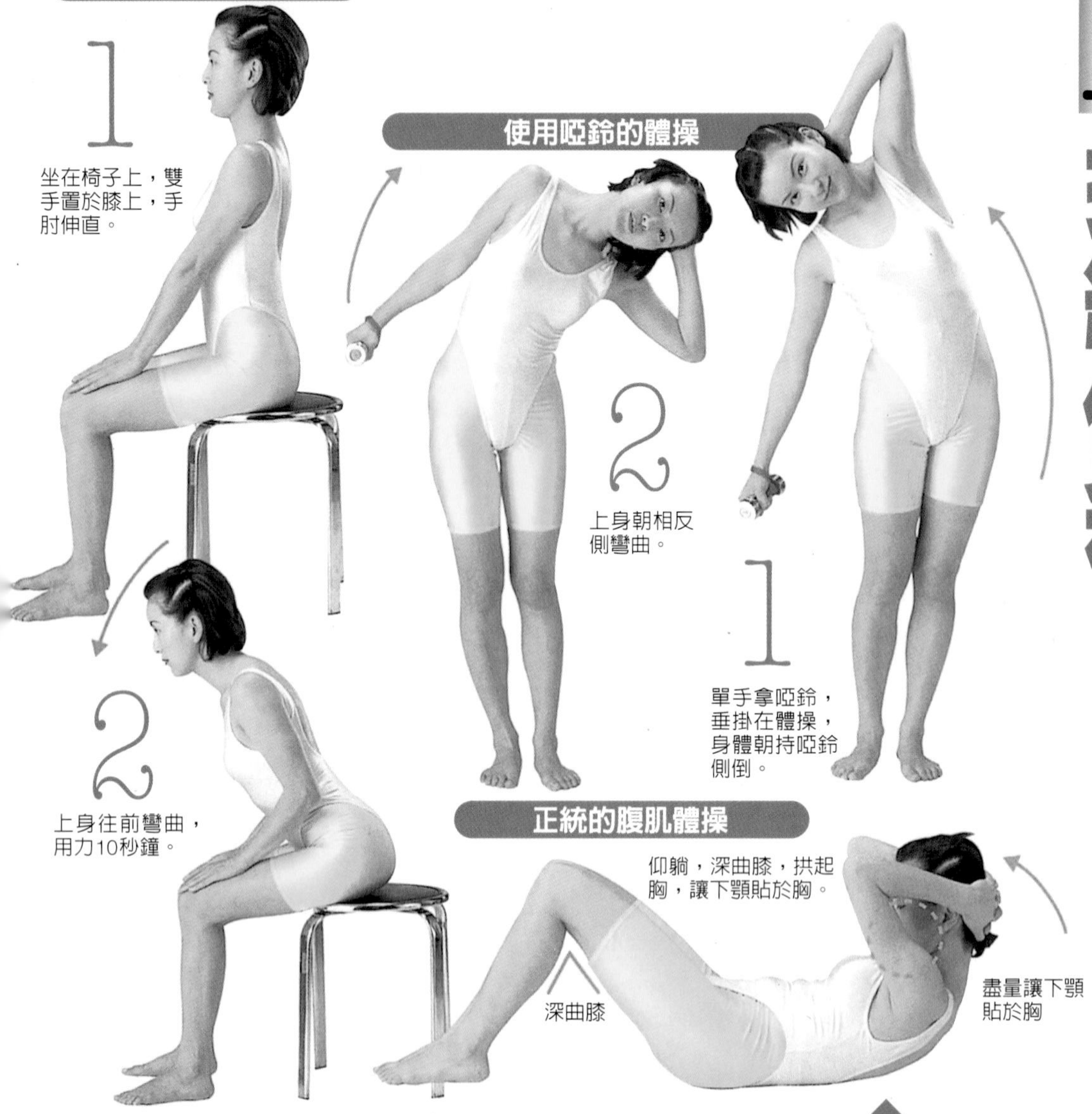

上身往前彎曲，用力10秒鐘。

單手拿啞鈴，垂掛在體操，身體朝持啞鈴側倒。

上身朝相反側彎曲。

仰躺，深曲膝，拱起胸，讓下顎貼於胸。

利用體操治療

體操治療便秘的秘訣就在於強化腹肌。方法有數種，可以從中挑選最適合自己的。次數不限，但是如果一次做太多體操，那麼恐怕就無法持續下去。

欲提升效果，應該每天一點一點的長時間持續進行。

飲食生活方面，要攝取纖維較多的蔬菜，排便前則可以喝冰水或冰牛乳。

正統腹肌體操……仰躺，深曲膝，緩緩的拱起胸，讓下巴貼於胸，同時利用腰部的力量往上抬。

使用啞鈴體操……單手持啞鈴（在水桶中放入水或砂子也無妨），拿在體側，身體倒向啞鈴側。上身朝相反側深彎曲。

使用椅子的體操①……坐在椅子上，雙手置於膝上，伸直手肘，全力彎曲上身，

指壓治療

對於便秘具有特效的穴道稱為第二十二間。位於食指根部，靠近中指處，可以用手指揉捏，給予刺激，使腸功能旺盛，促進排便。在正規穴道圖上，並無此穴道，是後來發現的。有便秘的煩惱的人，90％利用此穴道療法，就能治好便秘。

揉捏後，左手的穴道感覺疼痛者，表示動物性食品攝取過多，導致便秘。右手穴道感覺疼痛者，表示植物性食品攝取過多，導致便秘。觀察現在的飲食生活，要努力攝取均衡的飲食。

另一個便秘治療的重點是要養成每天在同一時間排便的習慣。每天早上用餐後，花一小時的時間，在廁所揉捏第二十二間，疼痛的手指要特別仔細揉捏。持續2～3週，漸漸的不需揉捏穴道，就能夠排便。

養成良好的習慣，時間一到，自然就會排便。

（竹之內）

特效穴位於食指根部。用相反側的食指與拇指夾住揉捏。

治療便秘的穴道

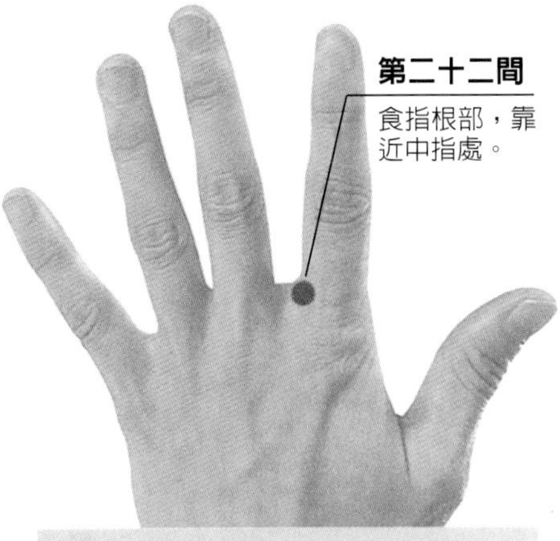

第二十二間
食指根部，靠近中指處。

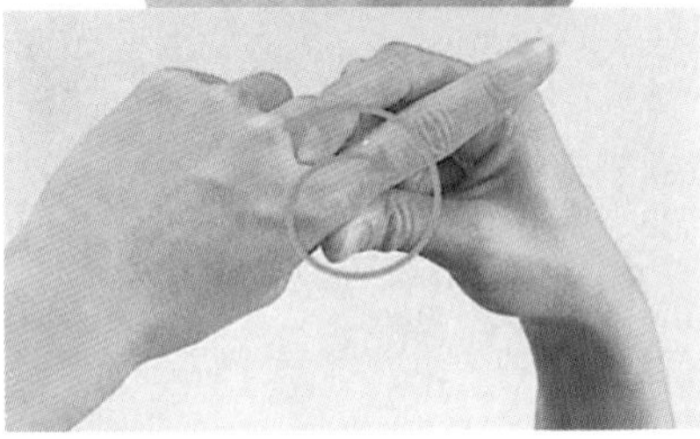

指壓的方法
食指以外的手指彎曲，相反側的拇指與食指夾住，用食指揉捏指壓。

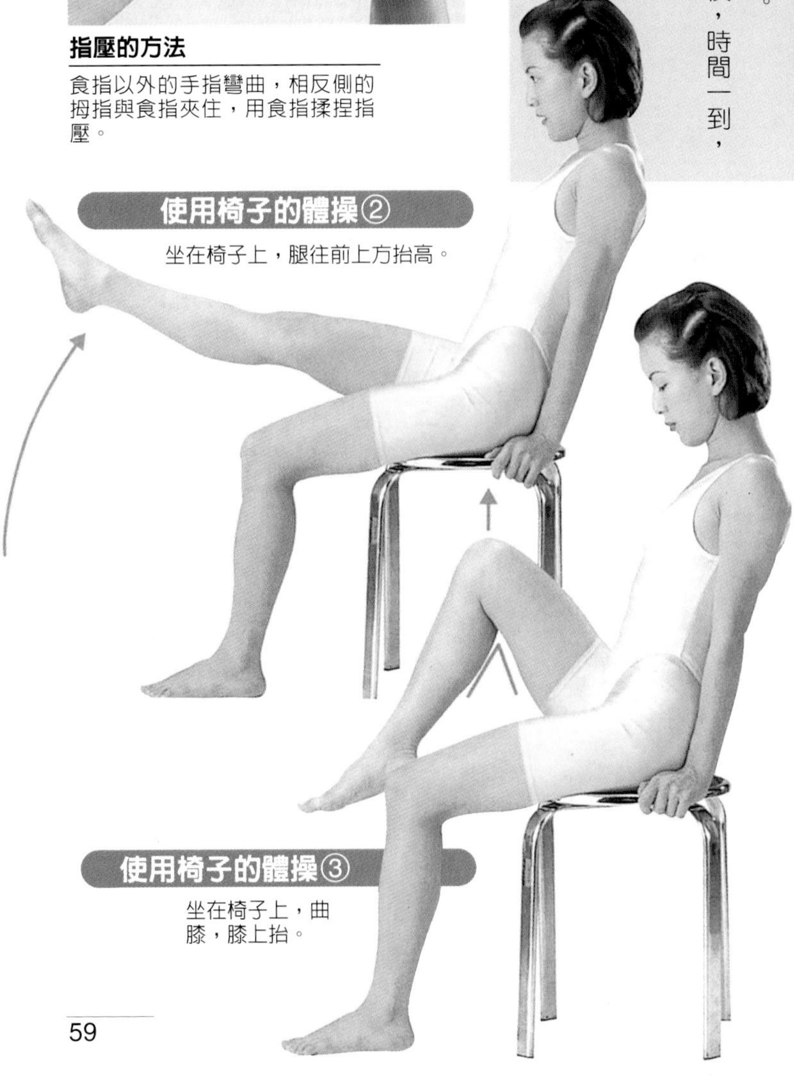

使用椅子的體操②
坐在椅子上，腿往前上方抬高。

使用椅子的體操③
坐在椅子上，曲膝，膝上抬。

使勁10秒鐘。

使用椅子的體操②……深坐在椅子上，單腿高高的往前上方抬。

使用椅子的體操③……淺坐在椅子上，曲膝，盡量將膝抬高。

（渡邊）

治療壓力導致的不快症狀

13 下痢

請醫師診察，未發現異常，卻出現慢性下痢、腹痛、腹部不快感的人，稱為「大腸過敏性症候群」，其起因在於壓力。

相當勞心的主管人員，坐在車上時無法忍耐，甚至必須在中站下車找廁所，很多人應該有這種經驗。考生、必須適應新環境的新進人員及為婆媳關係所苦的媳婦等，彷彿社會的壓力象徵般，許多人有此症狀的煩惱。

藉著穴道療法治療，可以改善此症狀，包括肚臍的穴道在內，各穴道可以用吹風機加熱，並進行指壓。

使用吹風機（神闕）
利用吹風機的溫風加熱。

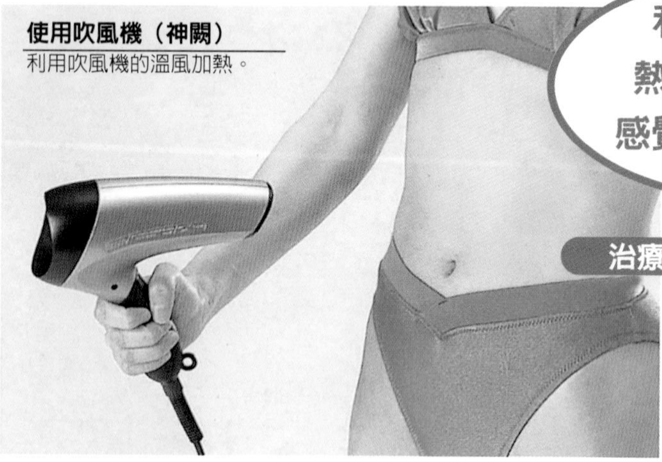

利用吹風機的熱風溫熱肚臍，感覺太燙就移開。

治療下痢有效的腹部穴道

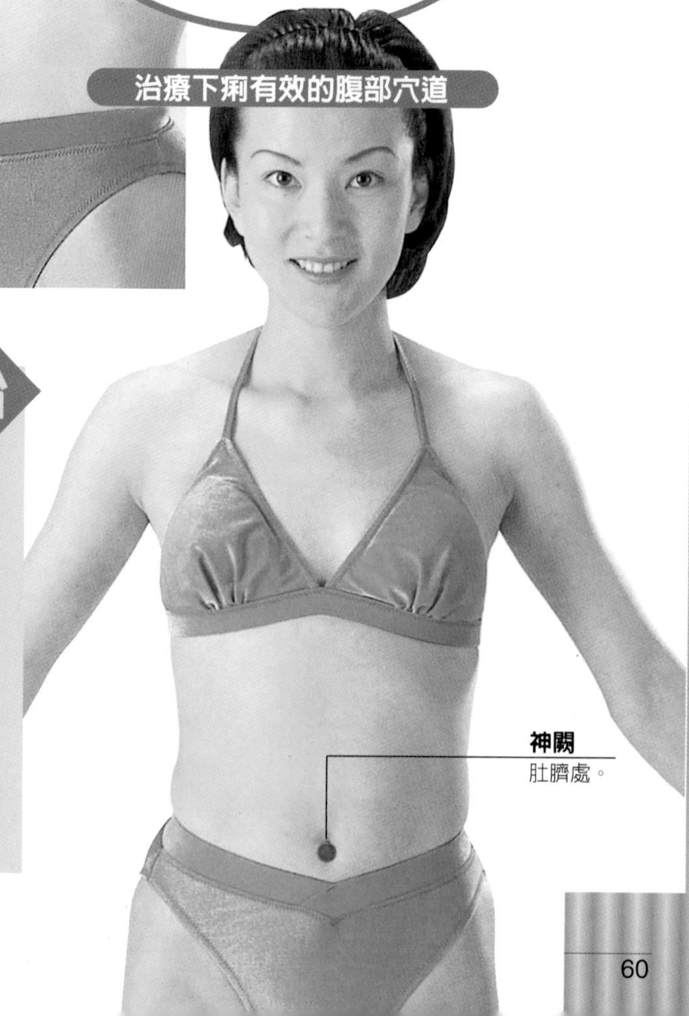

治療下痢有效的穴道

心俞 頸部往前彎曲時，後脖頸下方凸出骨最高處即第一胸椎棘突。沿著背骨往下方數凸出骨，在第五個與第六個（第五、第六胸椎棘突）之間，外側一個半手指寬處，與肩胛骨中央等高。

至陰 第五腳趾指甲生長處（外側），靠近腳脖子外側2mm處。彷彿抓住指甲根部似的進行壓迫。

厲兌 足的下痢特效穴。第二腳趾根部外

治療下痢的漢方藥

甘草瀉心湯（半夏4、甘草3.5、黃芩、人參、大棗各3、乾姜2、黃連1）

適合體力普通的人。

下痢次數較多（7~8次以上）或下痢前，肚子咕嚕咕嚕叫，立刻下痢，事後卻覺得非常清爽。腹痛不是很劇烈時可以服用。

參苓白朮散（薏苡仁5、白扁豆、蓮肉各4、人參、茯苓、白朮各3、桔梗、縮砂各2、甘草、山藥各1.5）

體力較弱者、削瘦型、肌肉缺乏緊張感的人適合服用。體質和胃腸虛弱、沒有食慾和下痢時均可以服用。

（山之內）

治療下痢有效的腳穴道

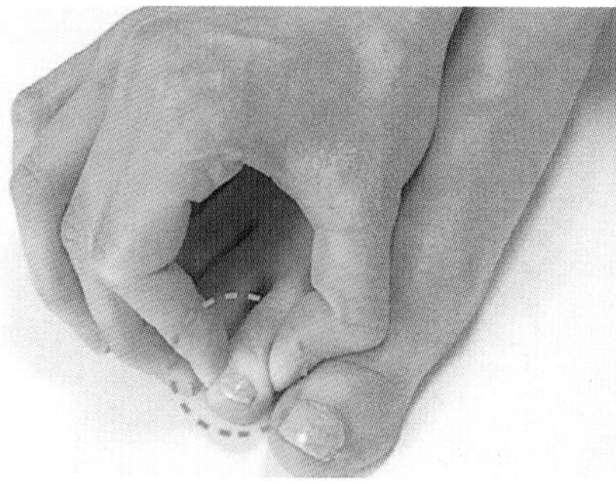

指壓的方法（厲兌）

用拇指與食指彷彿夾住似的按壓。

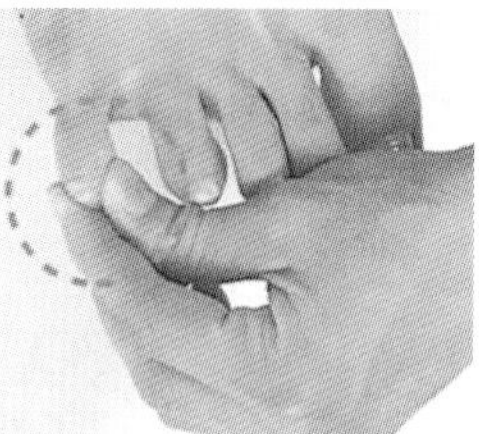

指壓的方法（至陰）

用拇指與食指彷彿夾住似的按壓。

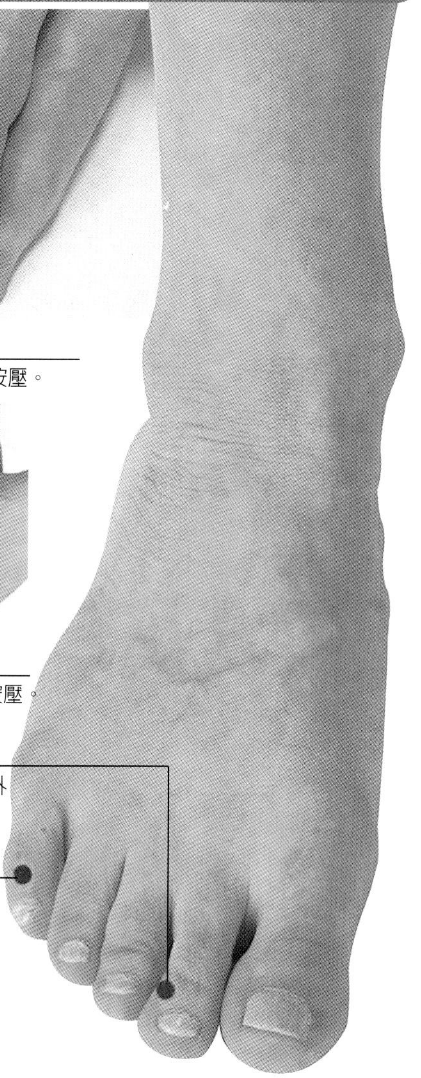

厲兌

第二腳趾指甲生長處根部（外側），靠近腳脖子2mm處。

至陰

第五腳趾指甲生長處，靠近腳脖子2mm處。

治療下痢有效的背部穴道

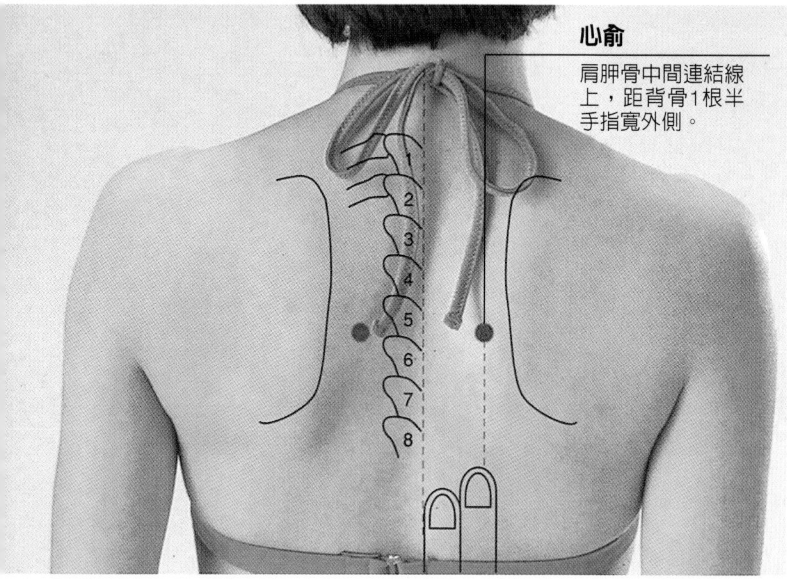

心俞

肩胛骨中間連結線上，距背骨1根半手指寬外側。

側，靠近腳脖子側2mm處。彷彿抓住似的進行指壓。

神闕 位於肚臍的穴道，適合給予熱刺激。

可以利用吹風機給予熱，不費事，十分方便。吹風機的熱風靠近肚臍，感覺太燙時就移開。

14 精力衰退

充分揉捏第一腳趾與第五腳趾，能夠使腰放輕鬆，去除疲勞。

精力減退或出現冷感症時的特效穴，位於腳趾。東方醫學認為男性性器或女性性器（陰蒂或大陰唇），藉著肉眼無法看見的能量流通路線，與第一腳趾相連，因此刺激第一腳趾，就能解決此煩惱。

對於精力有效的腳穴道

三陰交 足內踝上部四橫指上方。

太谿 內踝與跟腱之間。

大趾頭 第一腳趾頭的穴道。充分揉捏，能夠恢復精力。利用市售的簡易灸也不錯。

至陰 第五腳趾指甲生長處（外側），靠近腳脖子2mm處。

（竹之內）

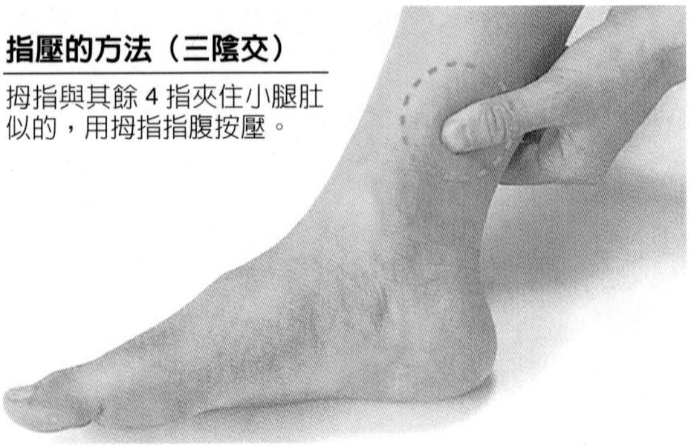

指壓的方法（三陰交）

拇指與其餘 4 指夾住小腿肚似的，用拇指指腹按壓。

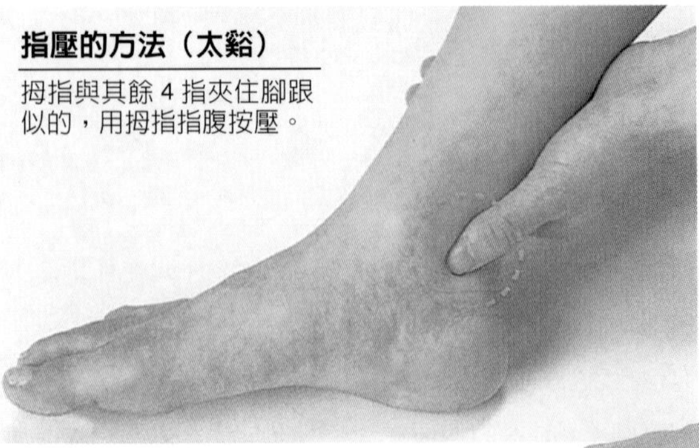

指壓的方法（太谿）

拇指與其餘 4 指夾住腳跟似的，用拇指指腹按壓。

創造精力的腳穴道

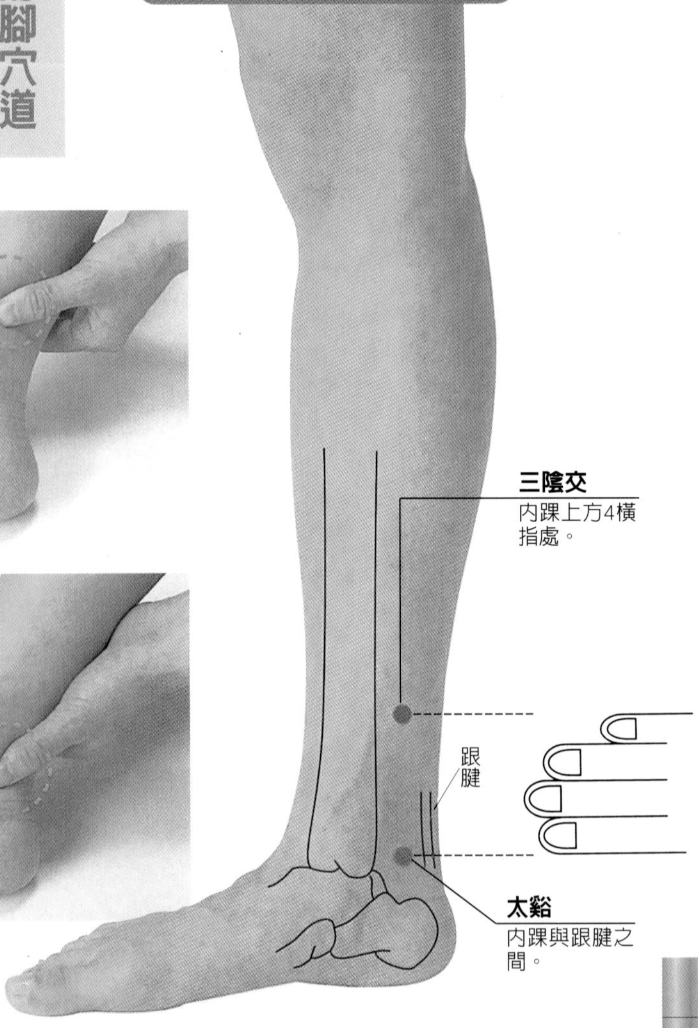
三陰交
內踝上方4橫指處。
跟腱
太谿
內踝與跟腱之間。

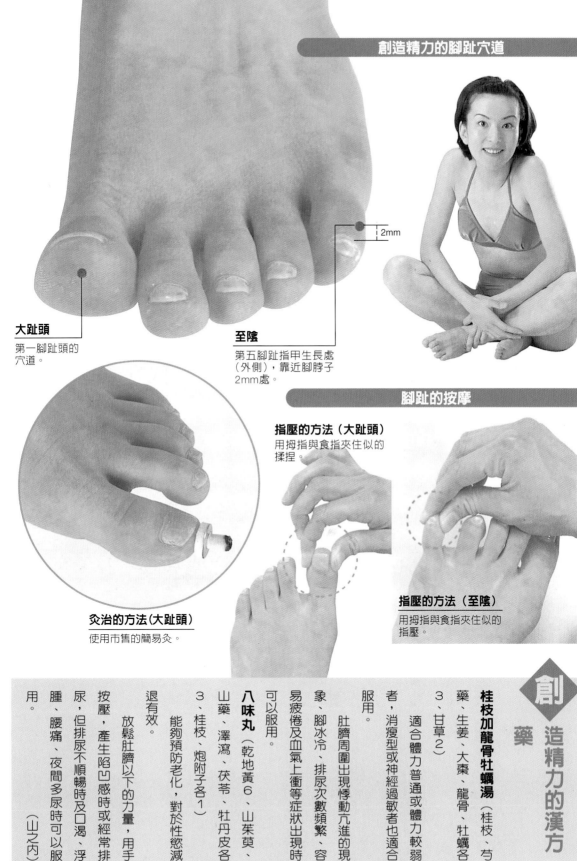

創造精力的腳趾穴道

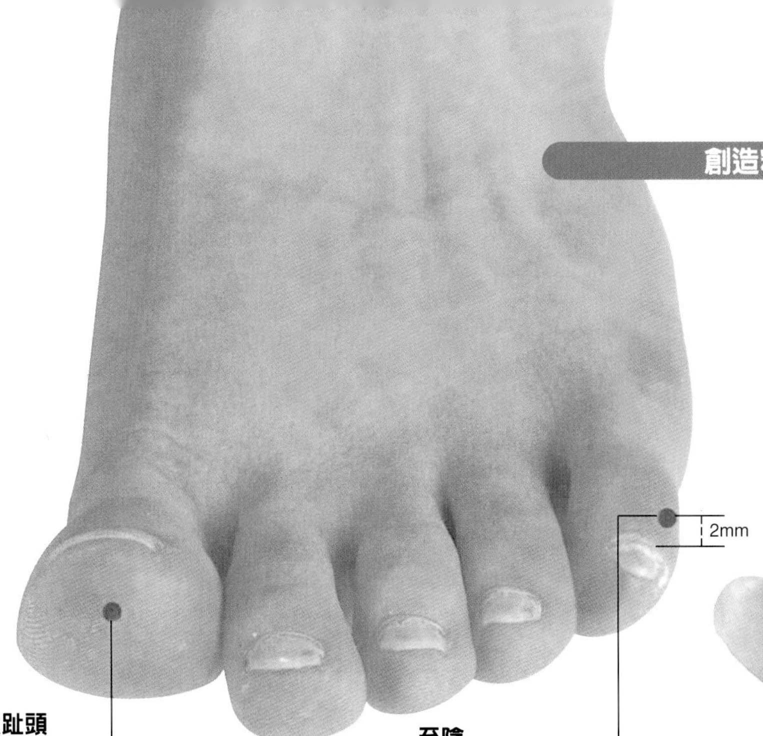

大趾頭

第一腳趾頭的穴道。

至陰

第五腳趾指甲生長處（外側），靠近腳脖子2mm處。

腳趾的按摩

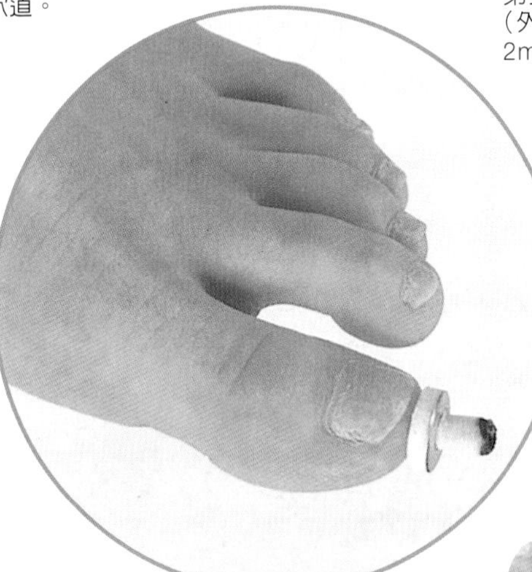

灸治的方法(大趾頭)

使用市售的簡易灸。

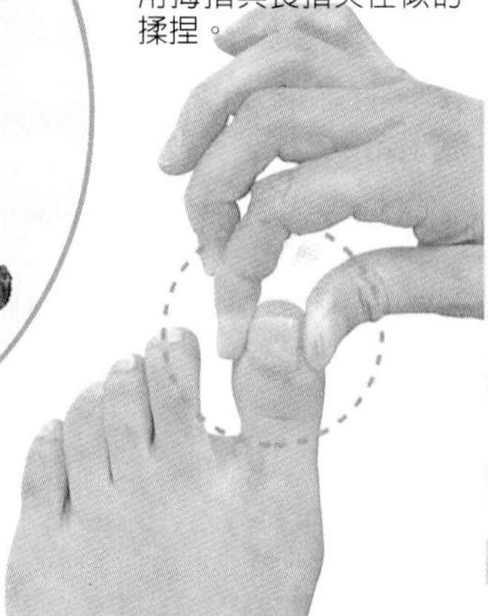

指壓的方法（大趾頭）

用拇指與食指夾住似的揉捏。

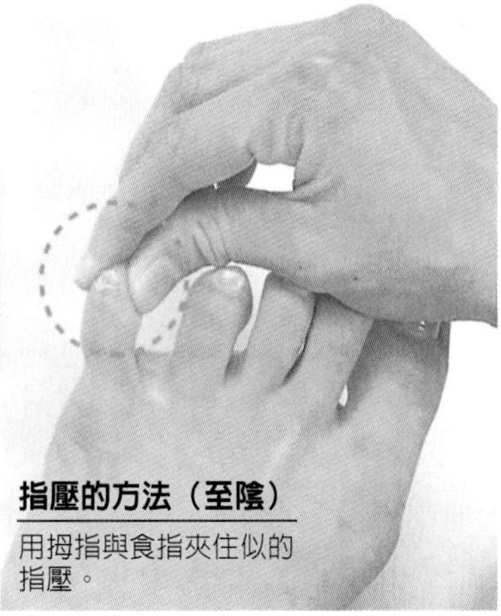

指壓的方法（至陰）

用拇指與食指夾住似的指壓。

創造精力的漢方藥

桂枝加龍骨牡蠣湯（桂枝、芍藥、生姜、大棗、龍骨、牡蠣各3、甘草2）

適合體力普通或體力較弱者，消瘦型或神經過敏者也適合服用。

肚臍周圍出現悸動亢進的現象、腳冰冷、排尿次數頻繁、容易疲倦及血氣上衝等症狀出現時可以服用。

八味丸（乾地黃6、山茱萸、山藥、澤瀉、茯苓、牡丹皮各3、桂枝、炮附子各1）

能夠預防老化，對於性慾減退有效。

放鬆肚臍以下的力量，用手按壓，產生陷凹感時或經常排尿，但排尿不順暢時及口渴、浮腫、腰痛、夜間多尿時可以服用。

（山之內）

創造精力的體操

俯臥。

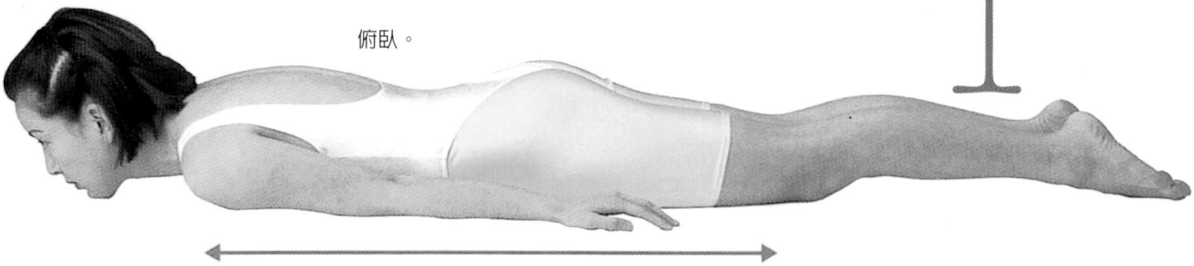

雙手朝下伸直，從身體外側抓住腳脖子，全身用力，盡量後仰。

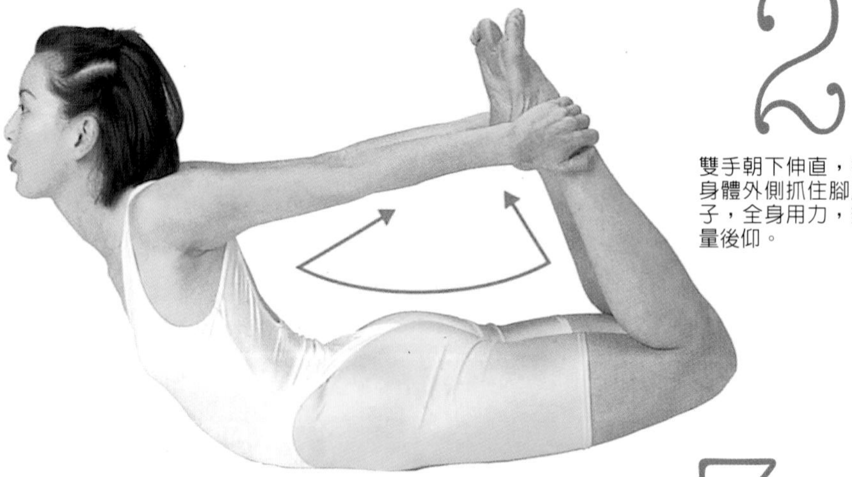

放開手，放鬆全身的力量，俯臥休息。

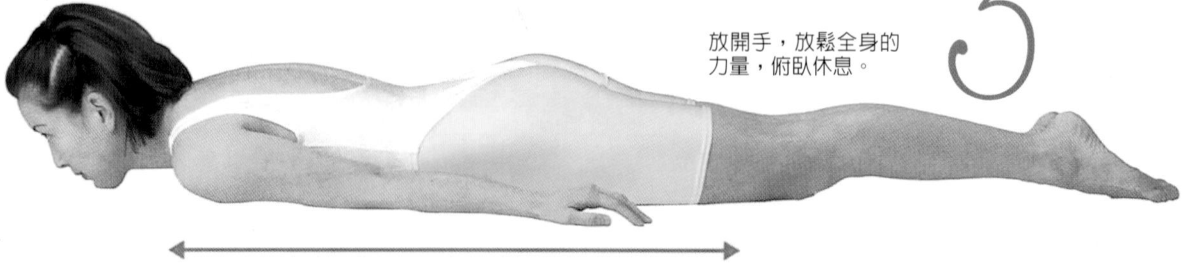

體操治療

壓力積存，頭腦疲勞時，會影響腰部。腰部有疲勞堆積時，腰力減弱，無法勉強，進行性行為時，性能力也很弱，因此放鬆腰部，消除疲勞，就能恢復減退的精力。

消除腰部疲勞的體操，可以依照以下的方式進行。對男性和女性都有效。

①俯臥。

②雙手朝下伸直，從身體外側抓住雙腳腳脖子，全身用力，盡量讓身體後仰成蝦子形。

③放開手，放鬆全身力量，俯臥休息。

反覆做4～5次，進行訓練。

（渡邊）

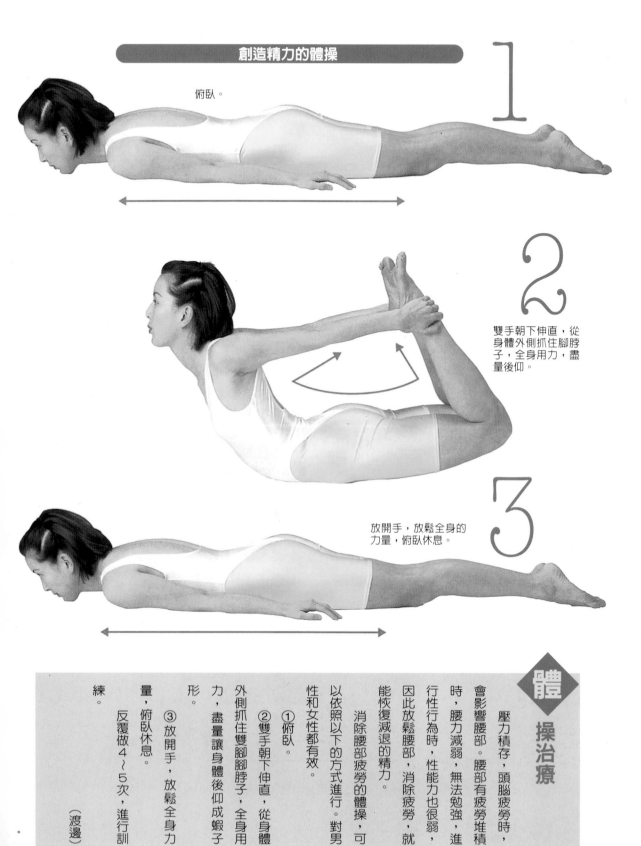

消除疲勞，
創造不輸給壓力強韌意志的
理論篇

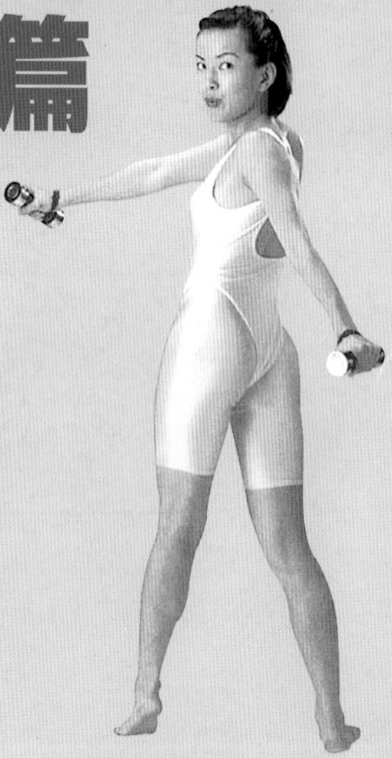

人為什麼不能抵抗壓力

為什麼會產生「討厭的情緒」

現代人將「壓力」當成日常用語來使用，無法去除身心疲勞感或焦躁時，很自然就會想到「最近好像積存壓力」的話語。

那麼「壓力究竟是什麼呢」，對於此問題，你該如何回答，我想十人中，有九人會不知該如何回答。

壓力究竟是什麼，構造又是如何？這確實是許多人不知道的問題。

首先，先來探索壓力的真相吧。因為「知己知彼，百戰百勝」。

壓力（stress）這個字眼是加拿大生理病理學家漢斯塞利耶導入醫學的名稱，專門的說法是指「寒冷、外傷、疾病、精神緊張等原因，在體內產生的非特異防禦反應」。

簡言之，即對於寒冷或精神緊張等刺激，人體希望能夠維持恆常的作用。此即生物體恆常功能。刺激會暫時導致此恆常功能紊亂。為使紊亂的恆常機能恢復原狀，對於生物體造成的刺激，在體內產生變化，及欲使身體狀況復原的反應，即稱為壓力，成為壓力原因的刺激就稱為壓力原。

例如在放鬆的狀態下，突然有事要你去辦，會產生一種討厭的情緒，即當別人告訴你有事時，就會形成一種壓力原，使生物體恆常功能紊亂。生物體為恢復其原先的放鬆狀態，就會產生一種討厭情緒的「自覺反應」。此即其中一種壓力狀態。

事實上，任何人在日常生活中都會經驗此事。只要是活著的人，無可避免的都會遭遇壓力。

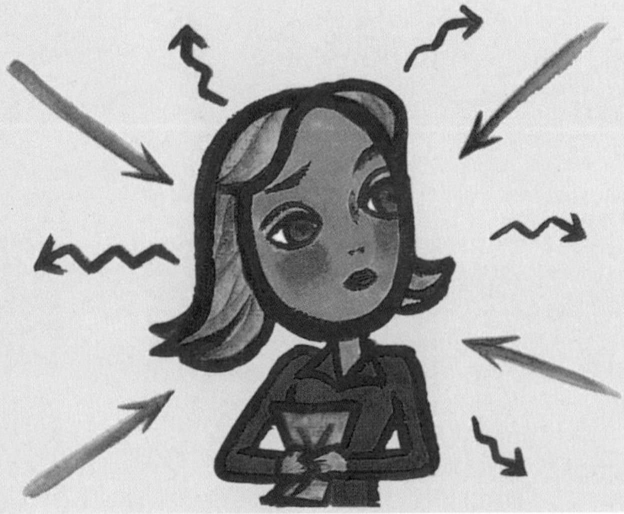

腦下垂體分泌的荷爾蒙

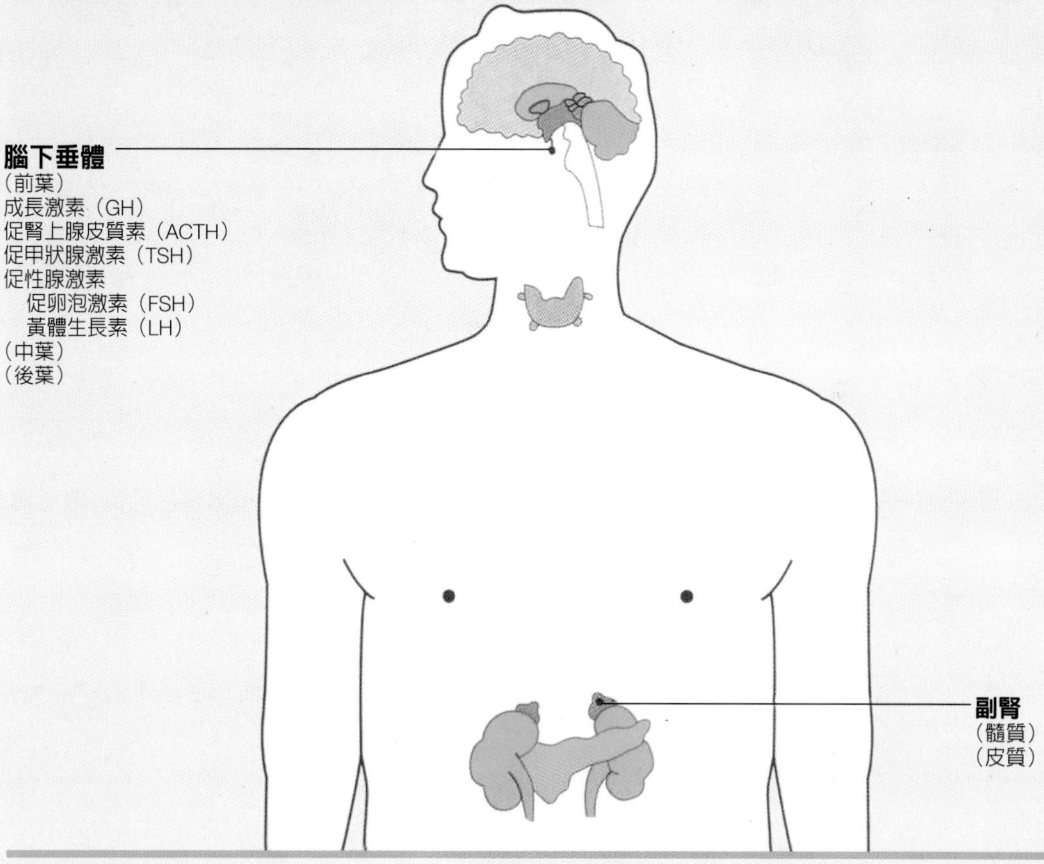

一旦狀態惡化，會演變至何種情況

為什麼壓力會對身心造成影響呢？

其秘密在於自律神經。自律神經與自己的意志無關，會支配或調節心臟或胃腸、血管、內分泌腺、汗腺等內臟及其機能。藉著自律神經之賜，體內會調整對付壓力原的「防衛體制」。

具體而言，當刺激加諸生物體時，透過腦下垂體，會分泌副腎皮質荷爾蒙。此荷爾蒙藉著自律神經，對各器官發揮作用，使得刺激對生物體造成的維持在最低限度。

壓力原造成的刺激若超過一定限度，並且持續出現時，體內的防衛體制便會遭到破壞。防衛體制一旦遭到破壞，就會產生心跳增加，血壓上升，肌肉緊張等變化。此種狀態再持續下去，身體疲勞蓄積，便容易罹患疾病。具體症狀的階段，在生理上，會出現肌肉緊張、食慾減退、疲勞感、失眠，精神上則會出現焦躁、憂鬱、不安，即所謂的「壓力反應」。再繼續惡化，就會造成胃潰瘍、高血壓及各種頭痛、肩膀痠痛等疾病或神經衰弱。

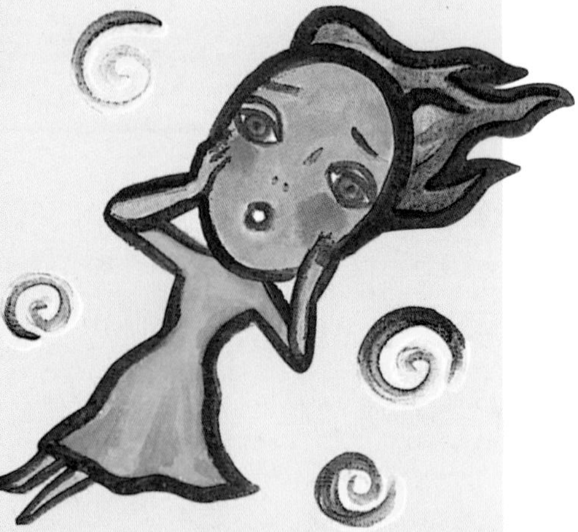

感受到壓力與感受不到壓力的人

如最初說明的，壓力原包括寒冷、外傷、精神緊張等，大致分為外部的壓力原（寒冷、外傷）與內部的壓力原（精神緊張）。前項敘述的疾病主要是內

日常經驗的各種壓力

外部的壓力原

1. 物理的刺激＝寒冷作業、熱作業、海底作業、天候、放射線、燒燙傷、凍傷、受傷、噪音、震動、電擊等。
2. 化學的刺激＝缺氧、氧過剩、藥害及有毒物質等。
3. 生物的刺激＝害蟲、寄生蟲等使人體內產生毒素。

內部的壓力原

1. 心勞的刺激＝人際關係、社會生活等困難所引發的各種偏差的蓄積，及因為他人的言行而造成情緒的精神的刺激。憤怒、焦躁、不安、恐懼、憎恨、緊張等。
2. 身勞的刺激＝調職、熬夜打麻將、熬夜看書、不規律的飲食等，造成生物體的規律紊亂而產生的偏差。
時差也是其中的一種。

部的壓力原引發的。外部的壓力原所造成的壓力，即受傷或燒燙傷等，幾乎都能自然治癒。

因此，在此以內部壓力原為主，詳細探討壓力原因。

請看前頁的圖，我們在日常生活中經驗到的壓力，是由後者內部的壓力原所造成的，亦稱為心因性壓力。其特徵看圖即可了解，皆為現代生活中無法避免的問題。看此圖即可明白，現代人幾乎每個人都必須承受心因性的壓力。

事實上，左圖是以二十歲以上的三百人為對象，調查精神疲勞或壓力的實際感覺。全體中五十五％的人感受到壓力狀態。

反之，調查結果也顯示出，部分人幾乎感受不到壓力。雖然所有的人都承受壓力，但是有人會出現壓力狀態，有人卻不會。

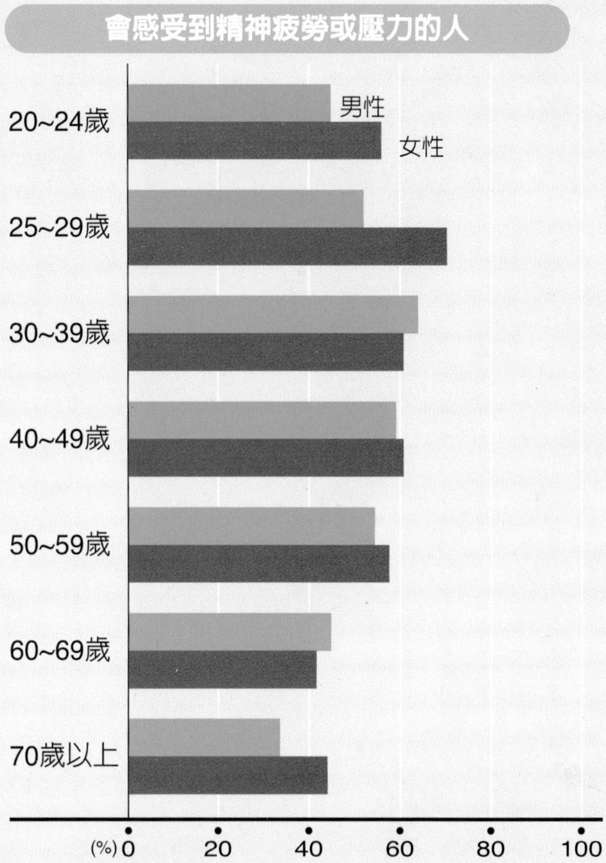

1997年10月根據「體力、運動相關輿論調查」（總理府）

由以上的結果即可了解，壓力本身並非有害，而是個人對壓力的適應不同，使壓力變成有害的狀態。關於這一點，漢斯塞利耶有以下的說法。

「學習壓力的構造，配合此構造，調節人生的態度，就能有效處理壓力，享受壓力也是很重要的一點。對於人生中可以辦到的事情，要採取將有害的壓力，轉變成有益的壓力的態度。」

既然壓力是無法避免的，那麼就必須將壓力進行最大限度的價值轉換，藉此將其轉化為身心的活性。

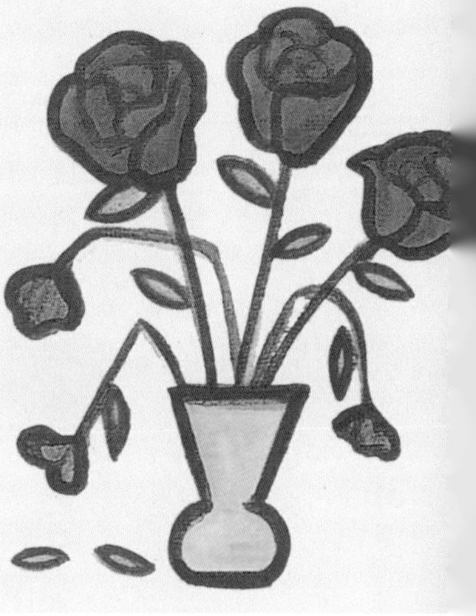

容易陷入壓力狀態中的人

容易受到壓力侵襲的四種型態

如先前所述，壓力本身是否有害，端視個人是否欠缺適應力來決定。

欠缺適應力的人，即容易輸給壓力的人，是屬於哪一型的人呢？請看以下的例子。

認真嚴肅型

容易輸給壓力的人中，大半屬於這一型。

認真嚴肅的人，其性格多半是完美主義者，在適當的部分無法妥協，具有強烈正義感和責任感，是努力家。無法拒絕他人所託，所有的責任均由自己攬下。

屬於這一型的人，精神緊張的壓力原不斷出現，因此多數會感受到壓力，而且稍有不順，就會覺得不安，長期持續下去，就會產生焦躁或失眠等的壓力狀態。

害羞溫馴型

害羞溫馴型的人，無法對於討厭的事斷然拒絕，因此，也有為壓力所苦的例子出現。

工作結束，想立刻回家，但是對於朋友邀約喝酒的事，無法說「不」。雖然吃得很飽，但是端出美食時，會認為不應該剩下食物，而勉強全部吃光，事後才開始煩惱，陷入自我厭惡的狀態。

若一直持續此種狀況，漸漸蓄積下來，就會發展為壓力狀態。

頑固嚴格型

「為什麼會遲到呢？你真糟糕啊！」

「只要照著我說的去做就好了。」經常如此說的這一型的人，也是壓力積存的候補者。頑固嚴格的人，任何事都允許他人失敗。看到別人出錯，就會十分生氣，這種憤怒成為一種壓力原，而引起壓力狀態。

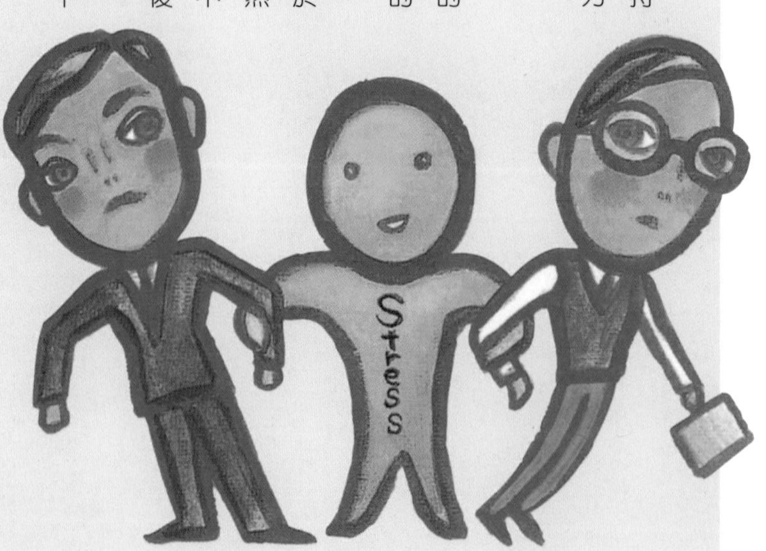

操心型

容易操心的人，內心經常處於不穩定的狀態。心想那件事不知道做得好不好，這事應該沒有問題吧，沒有讓心靈休息的餘暇。

不安是引起壓力狀態的一大原因。因此經常操心的人，隨時都會被不安這種壓力原所侵襲。

是否容易輸給壓力的自行診斷測驗

請看72～73頁。

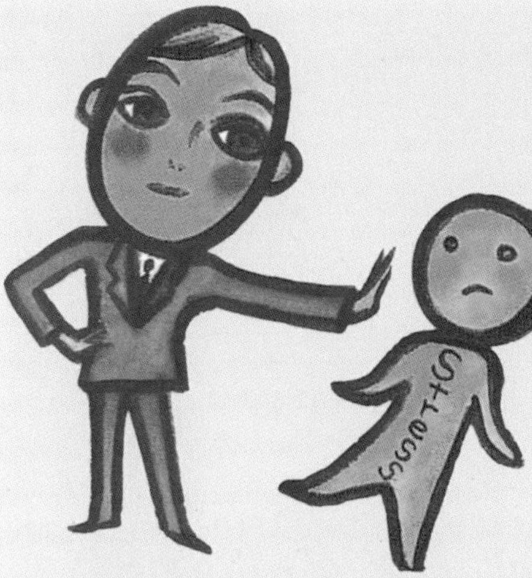

這是稱為「交流分析」的治療所使用的自我性格診斷法。關於交流分析，有空再為各位詳細敘述。總之，此性格診斷法的特徵就是了解自己是否容易輸給壓力。亦可算是一種「自我診斷檢查表」。針對各個問題作答，將點數以左側圖表（稱為自我圖表）的方式表現出來。

趕緊自己嘗試一下，將自己製作的圖表及理想的自我圖表作比較，如果出現以下的特徵，即表示你是屬於容易輸給壓力型。

- 父親的Ⓟ極端高的人。
- 自由的Ⓒ較低，順應的Ⓒ較高的人。

自我圖表的實際（症例K君）

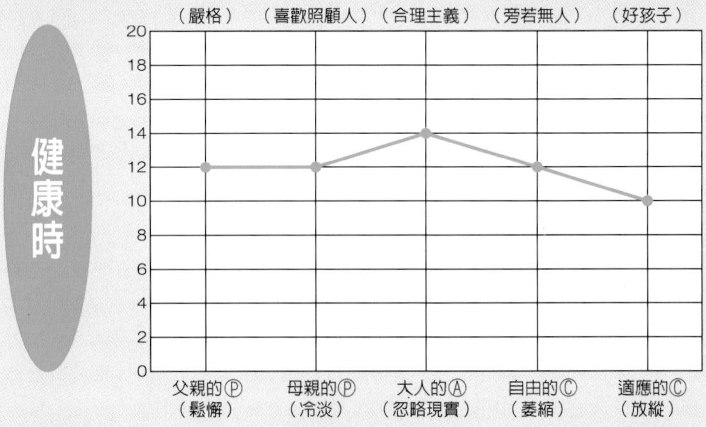

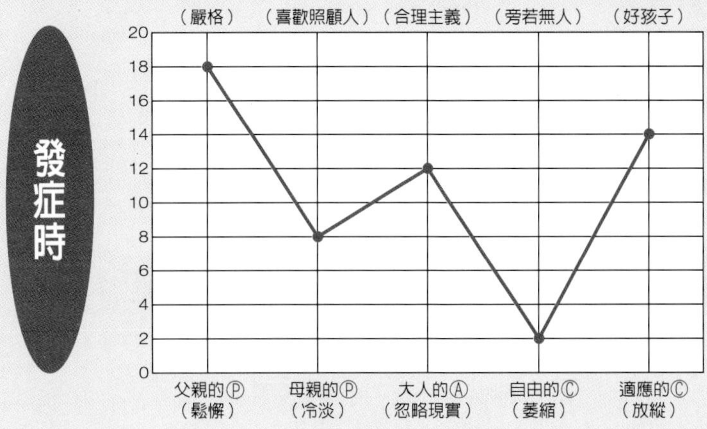

■ 自由的Ⓒ（　）分

1. 高興或悲傷時，是否會立刻表現在臉上或動作上 ……………………………（ ）
2. 你喜歡在人前唱歌嗎 ……………………………………………………（ ）
3. 能夠毫不考慮的說出想說的話嗎 ……………………………………………（ ）
4. 不將自己侷限在某一種型當中，認為自己是創造的人 ………………………（ ）
5. 喜歡的東西如果不買，就會很不高興嗎 ………………………………………（ ）
6. 你喜歡打扮嗎 ………………………………………………………………（ ）
7. 喜歡和孩子一起玩笑、嘻鬧嗎 ………………………………………………（ ）
8. 喜歡看漫畫嗎 ………………………………………………………………（ ）
9. 會經常使用「哇」「太棒了」「太帥了」等感嘆詞嗎 ……………………………（ ）
10. 喜歡和孩子或部下開玩笑、說笑話嗎 ………………………………………（ ）

■ 適應的Ⓒ（　）分

1. 你會考慮較多，比較消極嗎 …………………………………………………（ ）
2. 容易憂鬱或有罪惡感嗎 ………………………………………………………（ ）
3. 經常勉強自己，藉以讓別人認為你做得很好嗎 ………………………………（ ）
4. 你有強烈自卑感嗎 ……………………………………………………………（ ）
5. 平常很溫馴，但偶爾會亂發脾氣嗎 …………………………………………（ ）
6. 有看他人臉色，展現行動的習慣嗎 …………………………………………（ ）
7. 做任何事，是否容易受到父母或他人話語的影響 ……………………………（ ）
8. 喜歡討孩子歡心嗎 ……………………………………………………………（ ）
9. 無法對厭惡的事情說不，多半會壓抑下來嗎 …………………………………（ ）
10. 內心雖然感到不滿，表面卻裝作很滿足嗎 ……………………………………（ ）

○：2分　△：1分　X：0分

自我圖表　　**你也來試試看**

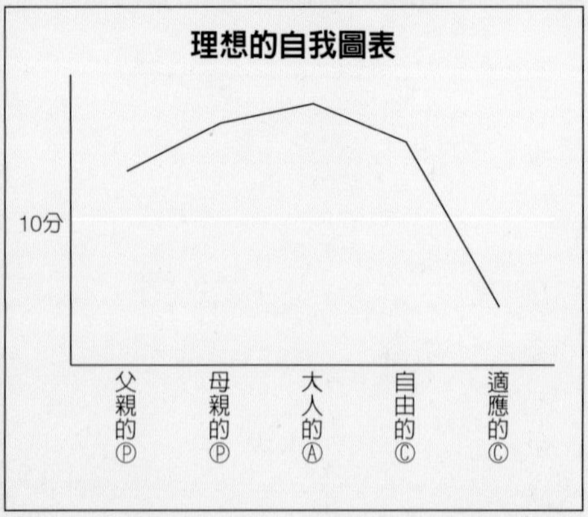

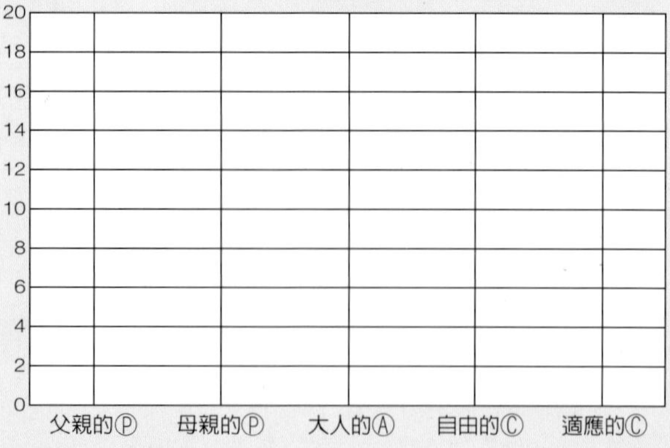

了解是否輸給壓力的性格診斷法

以下的問題，是回答（○），以上皆非回答（△），否回答（X）。

■ 父親的Ⓟ（　）分

1. 孩子或部下做錯事時，立刻會責罵他們嗎……（ ）
2. 你嚴守規則嗎……（ ）
3. 認為最近的社會太過寵愛孩子了嗎……（ ）
4. 你非常在意禮儀、作法嗎……（ ）
5. 是否會打斷他人的話語，陳述自己的想法嗎……（ ）
6. 是否會要求別人具有強烈的責任感……（ ）
7. 是否會對小的不正當行為感到十分生氣……（ ）
8. 經常說「太糟糕了」「一必須做…………」嗎……（ ）
9. 如果不能時時朝進步而努力，是否會覺得很不滿意……（ ）
10. 有時是否認為對於孩子（或部下）必須採用斯巴達式的教育……（ ）

■ 母親的Ⓟ（　）分

1. 別人向你問路，你是否會親切的回答……（ ）
2. 對於別人拜託的事，是否會欣然接受……（ ）
3. 你喜歡請客嗎（例如請別人喝東西、吃東西）……（ ）
4. 是否會經常稱讚、鼓勵孩子或部下……（ ）
5. 喜歡照顧他人嗎（例如媒人）……（ ）
6. 經常看到的是對方的優點，而非缺點嗎……（ ）
7. 你會幫助孩子用功嗎……（ ）
8. 對於孩子或部下的失敗，是否會表現出寬大的態度……（ ）
9. 你很有融通性嗎……（ ）
10. 如果經濟有餘裕，是否會領養孤兒……（ ）

■ 大人的Ⓐ（　）分

1. 平常攝取飲食時，是否會考慮到營養呢……（ ）
2. 在責罵孩子或部下前，是否會事先調查事情的始末……（ ）
3. 是否會詢問正反兩派的意見，作為他人意見的參考嗎……（ ）
4. 工作是否有效率……（ ）
5. 你很喜歡看書嗎……（ ）
6. 在教育孩子或部下時，是否很少感情用事……（ ）
7. 是否能夠預測事物的結果，再做行動……（ ）
8. 在孩子的面前，不會發生夫妻爭吵嗎……（ ）
9. 體調不佳時，會自重，避免太勉強嗎……（ ）
10. 發生問題時，會冷靜的和相關者討論嗎……（ ）

壓力對於全身疾病會造成不良影響

「身心症」

所謂「病由心生」，確實如此，從事主管職的上班族，可能會因心臟病發作而倒下，或者考試失敗的學生，因此引起胃潰瘍，這都是由於「氣」——精神壓力造成的。

本書將這些症狀稱為「壓力症」，但專家們卻認為「壓力症」是「身心症」之一。

很多人認為「身心症」是可怕的疾病，其實這是很普遍的疾病。

「身體疾病中，其發症或經過和社會心理的因子具有密切的關係，會出現器質性或機能性障礙的病態。」這是日本身心醫學會對於身心症所下的定義。因此壓力所引起的胃潰瘍或高血壓，也是屬於身心症之一。

此類疾病光是治療身體的症狀無法完全治癒，為減輕引發疾病的壓力，必須從心理層面著手。從身心兩方面來考慮預防和治療——此即壓力症、身心症的特徵。

代表性的身心症如下。

神經性胃炎（胃神經症）

持續焦躁或精神緊張，產生胃痛或反胃症狀的人很多。「持續出現問題，甚至會引起胃痛的會議」、「有急事要辦，卻塞車，胃開始覺得不舒服」等的話時有所聞。

此類胃的不快感，其引發的關鍵就是壓力。在此狀態下，胃會一直覺得不舒服，心情也很差。

做內視鏡或X光的檢查，並沒有發現胃的異常，因此醫師的診斷是「神經性胃炎」、「胃神經症」，另外也可能是「自律神經失調症」。（參考76頁）

胃、十二指腸潰瘍

與神經性胃炎同樣，屬於代表性的壓力症之一。

純粹因物理或化學要因引發的潰瘍較少，因為胃、十二指腸潰瘍的原因40～60％與精神的因素有關。在山上遇難，處於精神的極度狀況時，甚至「一夜之間胃穿孔」，這絕對不是誇張的表

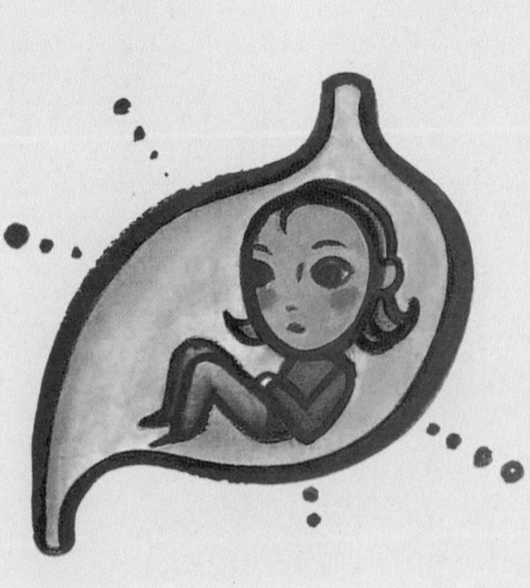

現。由此可見，消化器官的機能的確容易受到精神狀態的影響。

即使不是如此極端的例子，如考生、主管人員及面臨截稿期限的新聞記者等容易處於壓力積存立場的人，也經常會出現這些症狀。

此外，人際關係的不和諧或難以適應環境時，也會產生相同的症狀。如因婆媳紛爭引起的潰瘍，就是代表性的例子。

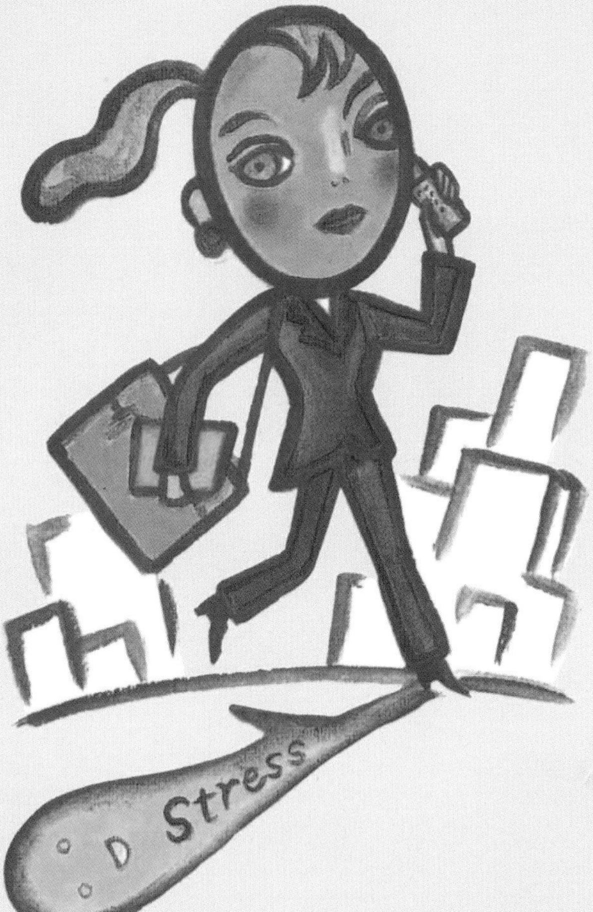

壓力症的胃、十二指腸潰瘍，光服用藥物很難治癒，而且容易復發。鮮少會有引起大出血的嚴重症狀，不過即使如此仍然不能輕視，因為即使是現在，也有可能會因此而喪命。

壓力導致潰瘍時，不光是藉著食物療法和服用潰瘍藥，同時要進行自律訓練法等放鬆（參考87頁），重點在於要解決引起潰瘍的心理、社會的要因。

潰瘍的發生多見於在環境的適應上非常努力型的人。工作要做得很好，人際關係也要保持良好，而不斷的緊張，在意周遭眾人的想法，更容易導致壓力積存。

過敏性腸管症候群（過敏性大腸）

長期反覆下痢與便秘，持續腹痛或腹部膨脹感，首先要懷疑的，可能就是此疾病。

早上到學校或公司去時，突然腹痛；在考試或面談前，突然產生便意，即此疾病的症狀特徵之一。不只是腹痛或排便異常，甚至會出現心悸、發汗等自律神經失調的症狀。

藉由排便異常來說明此症狀時，可以分為以下三種型態。

首先是慢性下痢型，稱為「神經性下痢」。緊張，每每進食就會出現伴隨腹痛的便意。突然產生劇烈便意時，會對於搭乘沒有廁所的交通工具或到陌生環境時會感覺不安。

其次是稱為「痙攣性便秘」的便秘型。其特徵是會少量排出細小的糞便及

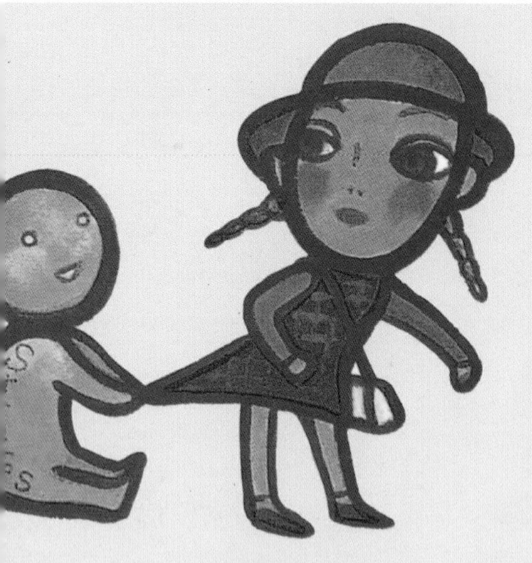

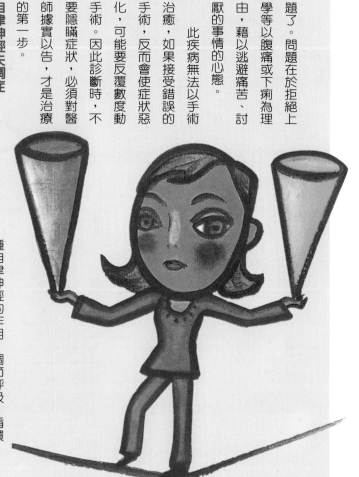

顆粒狀的硬便，即使排便後，腹部還是會產生疼痛和不快感，具有糞便殘留的感覺。

第三種是下痢與便秘反覆出現型。

由於難以治癒，所以許多人會煩惱是否是癌症。再持續下去，症狀會惡化，而且會因為害怕排便失敗，而限制飲食，導致體型消瘦。

其實關於飲食方面毋需過於擔憂，只要不極端攝取太冰的食物或刺激物、不喝酒即可。若是屬於便秘型的人，只要積極攝取蔬菜等的纖維植物，就沒問題了。問題在於拒絕上學等以腹痛或下痢為理由，藉以逃避痛苦、討厭的事情的心態。

此疾病無法以手術治癒，如果接受錯誤的手術，反而會使症狀惡化，可能要反覆數度動手術。因此診斷時，不要隱瞞症狀，必須對醫師據實以告，才是治療的第一步。

自律神經失調症

醫師診斷「自律神經失調症」的人很多，但其症狀也非常多。

雖然檢查時沒有出現器質性異常，可是卻有頭暈或站立性昏眩或突然產生胸痛、心悸的症狀，以及血氣上衝、四肢冰冷……等原因不明，全身的「不適」，即稱為自律神經失調症。（參考77頁）

人體藉著交感神經與副交感神經兩種自律神經的作用，調節呼吸、循環、消化、生殖等的機能。當調節平衡失調時，就會出現「自律神經失調症」等各種症狀。

自律神經容易受到壓力的影響，身體會立刻產生症狀，對應症狀的臟器並沒有器質性的變化，只會引發身體上的症狀。例如，會出現心悸或呼吸困難等症狀的「心臟神經症」，有不少情況都是屬於自律神經失調症。

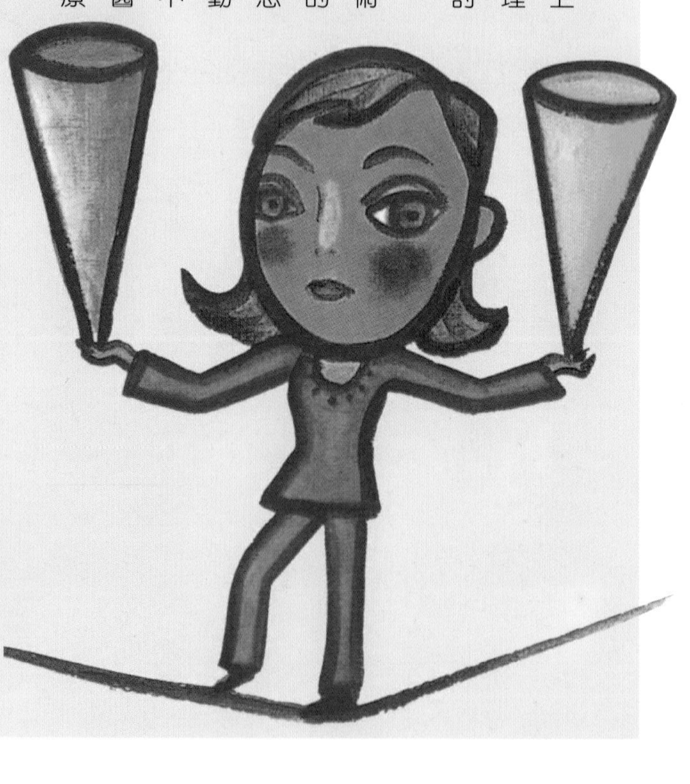

自律神經失調症引起的各種症狀

1 循環系統（心臟、血管）

狹心痛・心悸・呼吸困難・胸中苦悶・浮腫感・心律不整・血壓上升・頻脈

2 呼吸系統（呼吸道、肺）

呼吸困難・嘆氣・胸痛・咳嗽・喉頭異常

3 消化系統（食道、胃、腸）

噁心・嘔吐・心窩部痛・腹部膨脹感・腹部不快感・食道狹窄感・食慾不振

4 皮　膚

發汗・冷汗・蕁麻疹・知覺異常

5 肌　肉

顫抖・肩膀痠痛・背痛・腰痛・四肢痛

6 感覺器官（眼、耳）

眼睛疲勞・耳鳴

7 膀胱・直腸

殘尿感・頻尿・排尿痛・便意急迫

8 頭部感覺

頭痛・頭重・頭暈・血氣上衝

9 全身性不適

全身倦怠感・疲勞感・易疲勞性・熱感・冷感・四肢冰冷症

10 失眠

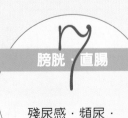

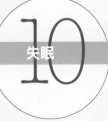

虛血性心臟病

一旦遇到十分悲傷的事情時，會出現「胸部彷彿絞緊似的」的感覺，即壓力會影響心臟。這是因為圍繞心臟的冠狀動脈，對壓力會產生敏感的反應所致。

冠狀動脈若是出現動脈硬化等的疾病，循環心臟肌肉的血液減少或阻絕，稱為心肌虛血，因虛血而引起的「狹心症」或「心肌梗塞」等，都是「虛血性心臟病」。

① 狹心症

由於冠狀動脈的痙攣或血栓，使流到心肌的血液減少，引起心肌缺氧，會導致「狹心痛」這種劇烈的胸痛症狀。

光是因為壓力原因引起的狹心症並不多，但是再發作的原因，卻與壓力的關係比重相當大。

壓力促使交感神經興奮，提高副腎機能時，副腎會將腎上腺素和降腎上腺素物質分泌到血液中。此物質會使冠狀動脈痙攣，引起狹心症。

② 心肌梗塞

當心肌虛血的症狀嚴重時，引發心肌壞死的狀態就是「心肌梗塞」。與壓力關係和狹心症相同。

壓力具有促進血液凝固機能的作用，會使血液中的膽固醇增加，具有促進動脈硬化的作用。動脈硬化是形成血栓的要因，連帶會引起心肌梗塞。

壓力直接、間接的都成為虛血性心臟病的要因。

最近壯年期的三十、四十歲層的心肌梗塞的例子也增加了。即表示此疾病與壓力具有密切的關係。非常認真、工作熱心，所謂「工作狂」的人，必須格外注意。對於工作態度或生活習慣要重新評估才行。

一旦罹患疾病，除了身體的治療，也要注意心理的照顧。

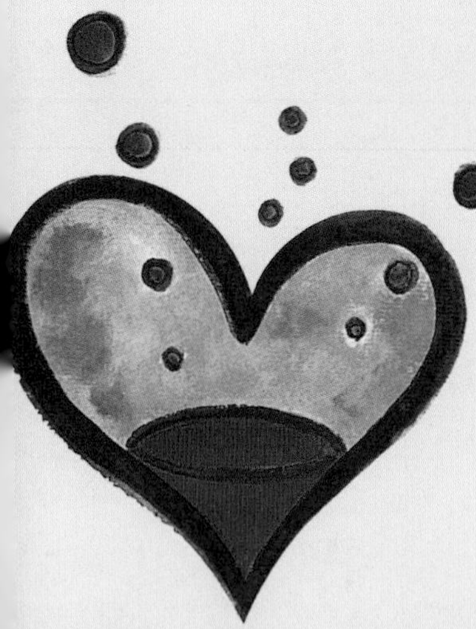

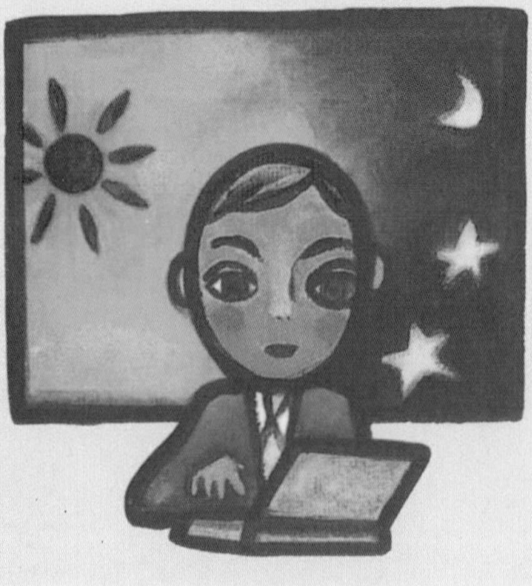

心臟神經症

和虛血性心臟病相同，出現心悸、呼吸困難、胸痛、頭暈等症狀，用救護車送到醫院，在做精密檢查時，卻發現心臟及其它內臟器官並無異常——。

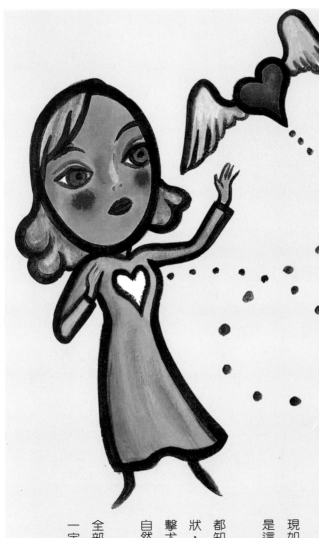

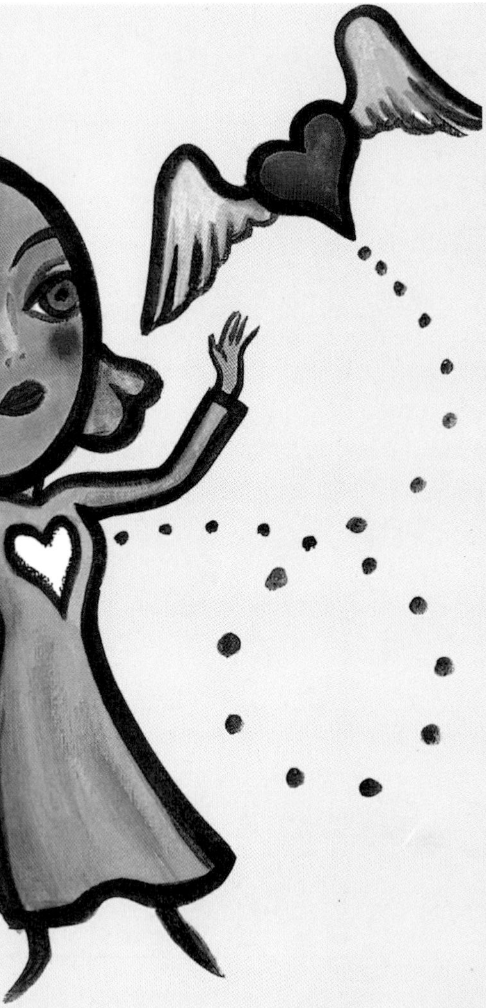

如此種雖有症狀，但心臟本身卻處於正常狀態時，多半是屬於「心臟神經症」。

朋友因心臟病而突然過世時，自己經常也會覺得不安，心想「自己是否也罹患了心臟病……」。此種不安感會引起心臟神經症。此外，疲勞時如果飲用咖啡或酒，心悸會更為嚴重，而產生強烈的不安感，導致發症。

歇斯底里（參考80頁）型的人，具有心臟病的症狀，患者卻認為這種症狀會對自己帶來好處，即以為自己罹患心臟病，周圍的人就會關心自己，能夠暫時逃離繁忙的工作……。

此外，被壓抑的無意識糾葛，也會以某種身體症狀表現出來。患者無意識中，會以生病為由，逃避痛苦的現實。

通常這類的患者會認為自己罹患了嚴重的心臟病，即使醫師或周遭的人對他說：「你並沒有得心臟病。」他仍然不相信，反而會更不安，甚至使得症狀惡化。

因此「多注意」及「自我控制」（參考84頁）很重要。關於病情方面，一定要說明到他能夠完全接受為止。首先就是要去除不安感，並學會讓身心放鬆的方法。

圓形脫毛症

有人一如往常在早上照鏡子，卻發現如硬幣般的禿頭出現。圓形脫毛症就是這樣開始的。

壓力會引起圓形脫毛症，這是大家都知道的事情。雖然沒有談到自己的症狀，但是在美容上，對於女性而言，打擊尤深。不過幾乎不需要治療，就能夠自然痊癒。

可是一旦發生重症時，頭髮可能會全部掉光，甚至連體毛都會失去，不過一定會再長出來，所以不需要太悲觀。

壓力引起的心病

需要精神科治療的心病

心病包括「神經症（神經衰弱）」、「躁鬱症」、「精神分裂症」（所謂的精神病）等。

輕症如神經症、憂鬱症，一般的內科或心療內科就能充分治療，但是如精神分裂症等，仍必須接受精神科、神經科的專門診治。

能夠早期發現，早期治療的精神科助理的心病，在此作簡單的探討。

神經症（神經衰弱）

神經症依狀態不同，分為「不安神經症」、「歇斯底里」、「心氣症」、「強迫神經症」、「孤癖症」等，無論是哪一種情況，都肯定有精神的因素，此外其特徵就是沒有身體的病因。

● **不安神經症**　會產生漠然的危機感或預料到死亡，突然心悸、冒冷汗、顫抖等症狀的疾病。此不安不光是眼前出現清楚的危險，甚至預料到「可能會發生什麼事」，也是不安的原因。例如被關在狹隘的地方，也可能會發作。

不安強烈或產生恐懼感時，稱為恐懼神經症。

● **歇斯底里**　為一點小事生氣或大哭，隨便亂發脾氣，稱為歇斯里。不過醫學上的意義稍有不同。有煩惱和糾葛時或慾望和願望無法滿足，無意識想要逃入疾病中，就會出現「歇斯底里」的現象。

情緒起伏很大，性格不成熟的人容易發生。無法站立、無法步行及臉歪斜等都會出現發作的現象。此外，眼睛看不清、耳朵聽不清楚及呼吸痛苦等症狀也會隨之產生。

任何一種症狀都是誇張的表現，甚至會經由暗示而產生變化。

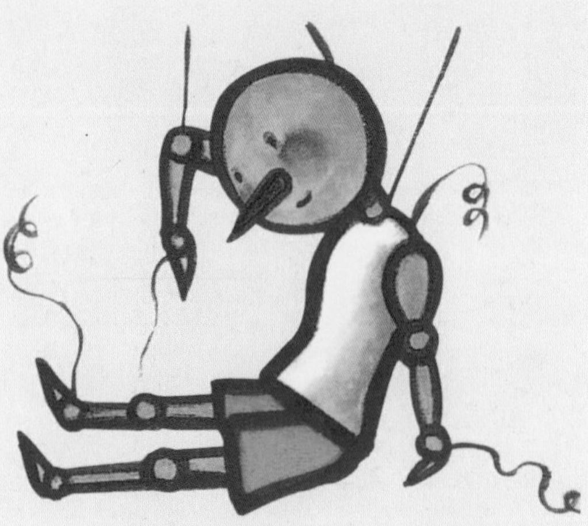

● **心氣症**　以出現頭痛、頭暈、耳鳴、胃痛、下痢、便秘、疲勞感等身體的症狀，及伴隨身體症狀產生的不安感和不全感為主要症狀。

患者仔細觀察這些自覺症狀，思考各種病名。

將關心集中在自己的身體上，便無法從重病的觀念中脫離，而且自尊心又比別人強，會懊惱的認為「如果不罹患這種病，該有多好……」，自己在煩惱著。

強迫神經症　雖然知道自己這麼想是很愚蠢的事，但還是很容易為此種想法侷限，感到很擔心，甚至無法工作。為了逃離這種狀況，反而會展現一些不合理的行動，此即強迫神經症。

強迫神經症具有各種的型態，例如外出時，如果不數電線桿的數目，就會覺得很不舒服，或者是不拍掉桌上的灰塵，不拍拍椅子就不行……由某種意義來說，如喜歡算命或求助於護身符的作法，與上述行為類似。

一旦強迫神經症狀連累到周圍的人或令人感到煩惱時，就會成為治療的對象。

孤癖症　不具備人類真正的情感，彷彿什麼也看不見，什麼也聽不到似的狀態，稱為孤癖症。

不會覺得肚子餓，吃東西也不會覺得飽，食不知味。看到美麗的景色也無動於衷，彷彿在看圖畫般，最重要的是五感知覺的存在感非常淡薄。

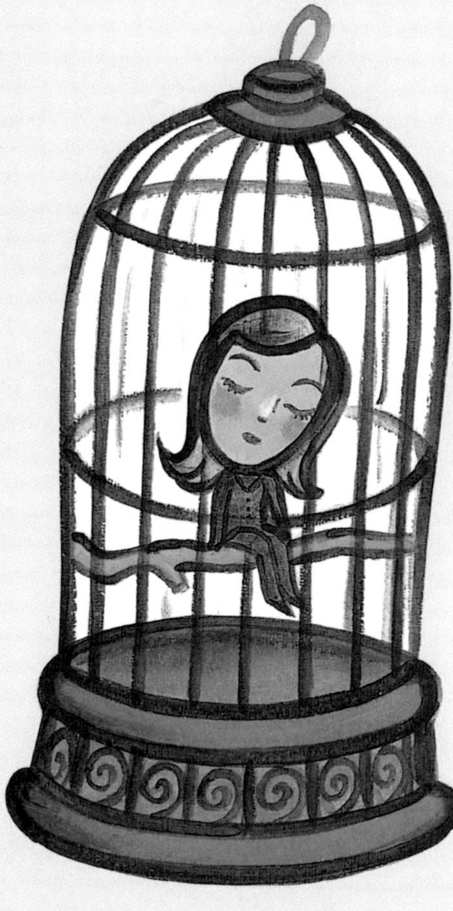

躁鬱病

處於躁狀態時，情緒高漲、開朗，對一切都存著樂觀的想法，另一方面卻具有攻擊性，不時對周遭的人發脾氣，衝突不斷。

鬱狀態則與躁狀態完全相反，情緒低落，做任何事都沒有氣力，身體失調，鎮日窩在被子裡，甚至有自殺的危險性。

通常躁與鬱的二波濤會反覆出現，有時則可能只出現一種，或某一種波濤週期性的反覆出現。

但只要度過波濤之後，一定會退卻，就這一點而言，是屬於復原情況較好的疾病。最近慢性化的症例很多，難治例則需要精神科的專門治療。

假面憂鬱症　是憂鬱症的一種，精神症狀較輕，反而會出現身體症狀。意味著「憂鬱症隱藏在背後」，而使用此病名。

假面憂鬱症包括肩膀痠痛、頭痛、頭暈、耳鳴、噁心、胃不消化及心悸等強烈症狀，尚有不安感、恐懼感、自卑感等精神症狀容易被忽略。最初患者並沒有自覺自己有憂鬱感，而到一般的內科或婦科接受診療科的診察。檢查過後，因為無異常而心生焦躁。如果能夠好好進行鬱狀態的治療，則各種症狀也能夠減輕。

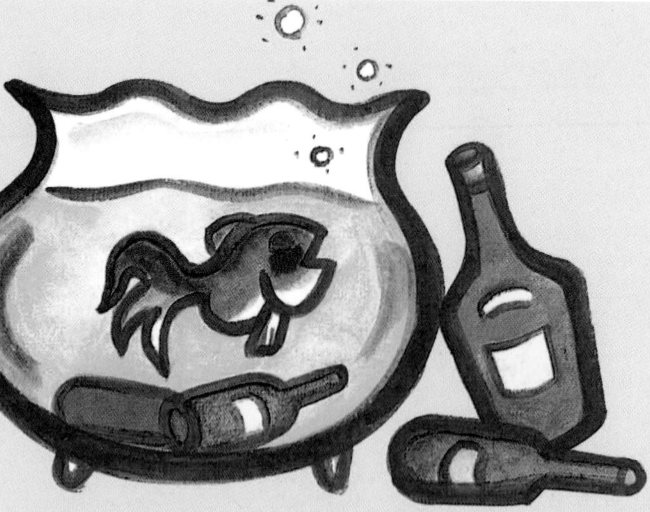

酒精依賴症

每天晚上都要晚酌的人，不會有什麼問題，只要不會對家庭生活或社會生活造成妨礙，就不會有問題，可是光喝酒，不做事，或訴諸暴力，甚至產生一種「妻子有外遇」的妄想，一旦戒酒，就會產生幻覺或顫抖的現象，即酒精依賴症。

喝同樣的酒，有人會罹患酒精依賴症，有人卻不會，這是為什麼呢？真正的原因不明。以自我為中心的人，依賴心較強，意志力較弱。沒有自制心的人，在喝酒機會較多的環境中，就會成為發病的關鍵。

精神分裂症

精神分裂症通常分為三種型態。

①**破瓜型**　破瓜意味著青春期，發病期在十歲層至二十幾歲層。由於發病是逐漸開始的，所以周遭的人並沒有發現異常。不想見別人或躲在家裡、自言自語，才會被別人發現疾病。尚有幻覺和妄想的現象，心裡會想「別人在說我的壞話」、「警察來找我」，而做出異常的舉動，必須接受精神科的專門治療。

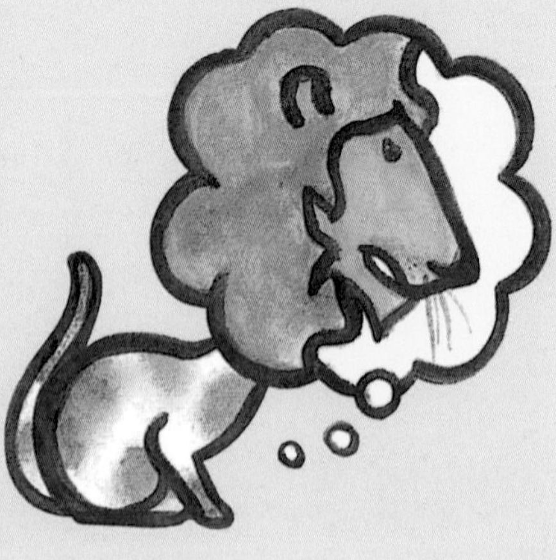

②**緊張型**　發病與破瓜型大致相同，廿歲左右較多見。此型的人，任何人一看就能發現他的異常。某日突然出現暴跳如雷或嘴裡不知道在胡說八道些什麼的症狀，或完全相反，只凝視一點，動也不動，數日都不進食、不說話等的症狀也可能會出現。

③**妄想型**　以妄想為主要症狀的分裂症，有「自己會被家人殺死」、「出現損傷自己的電波」等被害妄想及「和王子訂婚」、「自己是拿破崙的子孫」的血統妄想。

醫院的治療方法

首先要確定是屬於哪一科

出現心悸或呼吸困難的症狀時，首先應到內科接受診察。必要時，再接受應接受的檢查。如此方能找出原因，開始治療。若是嚴重的心臟疾病，可能就需要動外科手術。

壓力症如果出現心悸、呼吸困難等身體症狀時，也要依相同的順序進行。但是如果知道起因是壓力，最好接受神經科或心療內科的專門診斷與治療。

一般人很難判斷是否是壓力症或其它疾病，心想「胃潰瘍只要去除壓力就能治癒」，過於掉以輕心，不願接受治療，結果病情惡化，造成大出血——屆時就後悔莫及了。因此一旦症狀出現時，一定要去看能夠處理症狀的科。

什麼症狀要看哪一科呢？參照後面的表即可知道，壓力症具有各種不同的症狀。

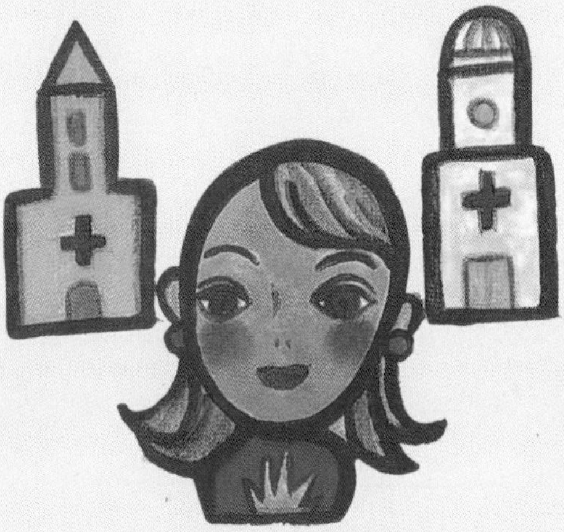

心療內科是壓力症的專門門診

經由診察，確定是壓力症後，大部分的患者就會被介紹到心療內科去。

「心療內科」—你可能沒有聽過這個科別，這是專門處理因為社會精神壓力而導致身體出現疾病的「壓力症科」。

心療內科必須從身心兩方面找出身心疾病的原因。心理療法與內科治療要同時進行，因此和精神科、神經科不同。

今日醫學進步，逐漸專業化，將疾病細分化，甚至有利用機械或資料來判斷的傾向。可是身心互相影響密切，不會出現在資料上的「心」或「環境」也包括在內，要一併進行管理的壓力症等疾病不斷增加。

心療內科在歷史上的領域尚淺，但是此科的需要和作用現在愈來愈受到重視了。

心療內科進行的診斷與治療

到心療內科的患者，首先要接受身體症狀的診察及不安或抑鬱等精神狀況的診察。當然如果實際出現胃潰瘍時，也要進行身體症狀的對症療法，開藥物處方。

要接受關於症狀及疾病的詳細說明，消除誤解或知識不足的問題，尤其如器官神經症或假面憂鬱症等，身體症狀強烈出現，本人認為是嚴重的疾病，但是「我是不是真的罹患了重病」，在煩惱時，可能會想「這個醫師根本不了解我的痛苦」，所以輾轉換數家醫院。甚至會因為宗教的信念或迷信等，拒絕治療。因此，擁有正確的醫學認識，也是治療的重點之一。

在心療內科會創造戰勝壓力的身心，同時也會致力於性格或環境、人際關係的改善。具體方法則在以下的「注意及自我控制」、「心臟內科進行的三大支柱」中詳細說明。

「注意」與「自我控制」是治療的基本

醫師與患者的關係，就昔日的醫療而言，是醫師治療患者的疾病，切除不好的患部，屬於單向的關係。

患者將自己交給醫師，按照醫師的決定服用藥物，遵守醫師的規定，不需自己察覺身體不良的部分，自行努力調整身心。

但是壓力症必須要凝視自己的身心，自己控制自己的身心，否則無法治癒疾病。心療內科治療上的基本就是「注意」及「自我控制」。所謂「注意」就是患者要注意到自己身心的問題和優缺點，亦即「了解自己」。

「自我控制」就是藉著自己的力量，控制自己的身心，即「自我調整」之意。

因此，在心療內科中，醫師與患者的關係並非上下通行的，基本上必須努力交流。

患者配合醫師的建議，注意到自己本身健康的部分及疾病的部位，靠自己的力量，努力恢復健康。不要將疾病交

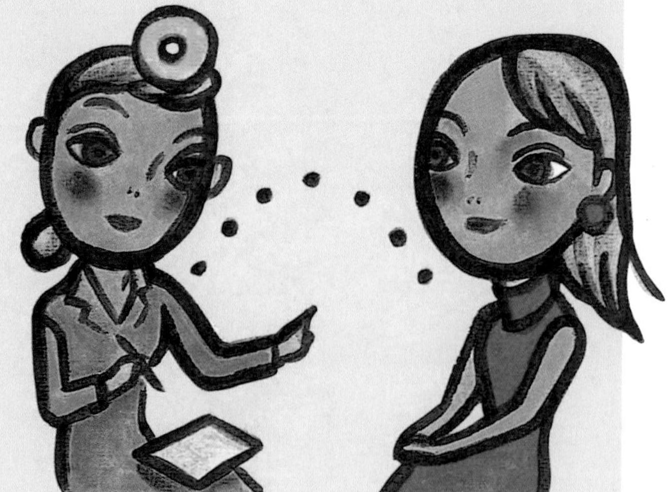

出現這些症狀、疾病時，要去看的科目

科目	症狀
內科（消化系統）	胃、十二指腸潰瘍、神經性胃炎、過敏性大腸、神經性食慾不振症、潰瘍性大腸炎
內科（循環系統）	本態性高血壓、低血壓、狹心症、心臟神經症、心律不整、頻脈、心肌梗塞
內科（呼吸系統）	支氣管氣喘、過換氣症候群、神經性咳嗽、空氣飢餓、打嗝
內科（腎臟・泌尿系統）	夜尿症、陽萎、神經性頻尿
內科（內分泌系統）	肥胖症、糖尿病、甲狀腺機能亢進症、神經性食慾不振症
神經內科	頭痛、自律神經失調症、頭暈、四肢冰冷症、慢性疲勞
婦產科	月經困難症、更年期障礙、冷感症
皮膚科	神經性皮膚炎、異位性皮膚炎、圓形脫毛症、多汗症、慢性蕁麻疹
整形外科	慢性關節風濕、全身性肌肉痛、書痙（過度寫字而引起的神經痛）、頸臂症候群、意外事故多發者
牙科	口臭症、舌痛症、義齒神經症
耳鼻喉科	梅尼艾爾症候群（耳性眩暈病）、過敏性鼻炎、耳鳴、暈車、聲音嘶啞、口吃
眼科	眼睛疲勞、眼瞼下垂、眼瞼痙攣
小兒科	小兒氣喘、起立性調節障礙、假性貧血、抽搐、心因性發熱、夜驚症
（手術後）	腹部手術後不適、頻回手術、形成手術後神經症

給醫師處理，而要藉自己的「注意」及「自我控制」來恢復健康。

如何超越自己的性格

為什麼「注意」和「自我控制」很重要呢？

壓力症的原因在於患者本身的心態，即使是醫師等的醫療人員努力，如果患者不想面對挑戰自己的疾病，也無法產生效果。

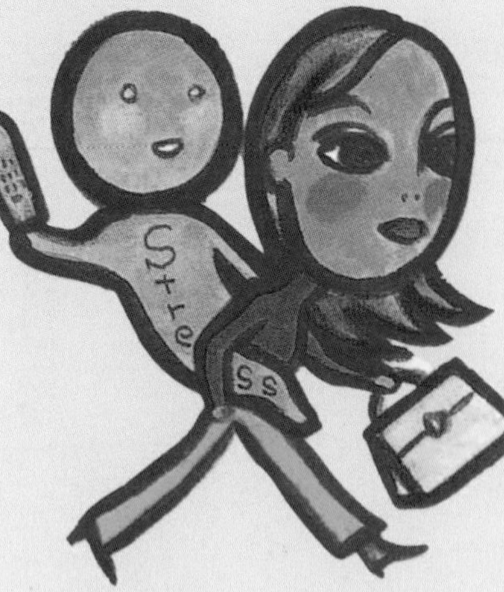

為什麼會出現壓力性的胃潰瘍呢？壓力的原因何在？必須知道如何逃離壓力，改善生活習慣和精神狀態，否則只能暫時遏止症狀，立刻又會復發。

罹患壓力症的人，責任感較強，而且是被評價為「工作做得很好」的努力者，同時多半是完美主義者，這一型的人，不會把工作交給部下，全部由自己攬下。

即使交給別人做，自己還是會覺得不滿意，大都會重做，如此更會造成焦躁，導致壓力積存。

做任何事都相當謹慎，要數次確認才能放心，十分慎重、細心。

或者如果不以自己為主就會不滿意，擁有想要引人注意的要素。

因此具有「潔癖症」或「神經質」的人，容易罹患壓力症。

無論是屬於哪一種型，要求的水準較高，也屬容易受傷的性格。

此種性格不見得都是缺點，也有其優點存在，但是過度輸給壓力，就會出現壓力症的症狀。

當然性格不見得能夠完全治癒，但是卻可以超越性格。

如何發揮性格的優點，創造一個不輸給壓力的身心。

學會所有的技巧，了解自己，同時學會自我調整的方法，這是必要的。

醫師治療身體的症狀，同時也引導患者，建立正確的心態，努力恢復其健康。此手段方法大致分為三種，即「自律訓練法」、「行動療法」、「交流分析」，可謂心療內科三大支柱的專門療法。

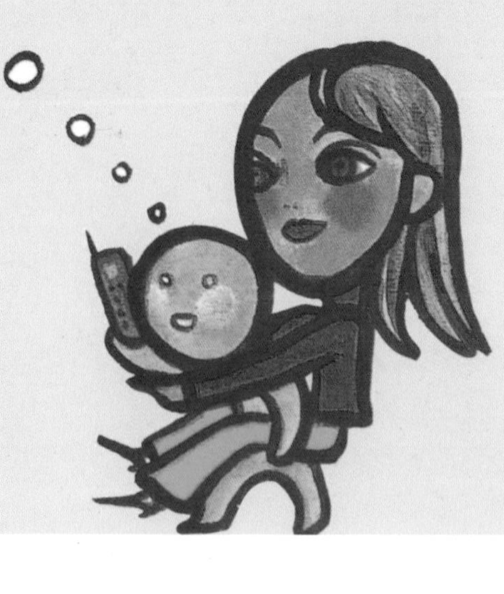

接著為各位介紹此三種方法。

進行心療內科治療的三大支柱

先前敘述過，心療內科是以自律訓練法、行動療法、交流分析等三大治療法為支柱，希望能夠實現「注意」、「自我控制」的理想。

此三種治療法，經過了一段長久的歷史，才能夠得到今日的地位。

追溯其歷史，自律訓練法是在十八世紀，由奧地利臨床醫師梅斯梅爾創立的催眠療法開始的。行動療法則是因為「帕布洛夫的狗」而聞名的，是前蘇聯心理學家帕布洛夫的條件反射論的應用療法。交流分析則是以佛洛依德的精神療法分析為基礎。

基於此三種治療法，大家就可以訂立創造堅強意志，抵擋壓力的生活對策。在後面會為各位說明方法，在此僅概略敘述。

消除心理緊張的「自律訓練法」

看字面的解釋就可以明白，即自己自律的方法——亦即一種自我控制的訓練。是藉著一種自我催眠，使身心放鬆的方法。

催眠療法，分為他者催眠與自我催眠兩種方法。他者催眠是治療者給予患者暗示，以消除緊張或不安，去除身心症狀的方法。例如，去除圍繞血管肌肉的緊張，使血液循環順暢，就能治癒手腳的冰冷症。放鬆身心，深呼吸，就能使心臟的跳動增大。

這並非由治療專家進行，患者也可以自己給自己暗示，放鬆身心，恢復健康，這就是自律訓練法。

杜絕以往不良習慣的「行動療法」

帕布洛夫注意到，把肉給狗時，狗會流出唾液。於是在給狗肉時，先讓牠聽鈴聲，後來狗在聽到鈴聲時，就會流出唾液，即條件反射。

條件反射的構造是大腦形成暫時的結合，因此必須以科學的客觀方式加以說明。帕布洛夫認為，只要能辦到這一

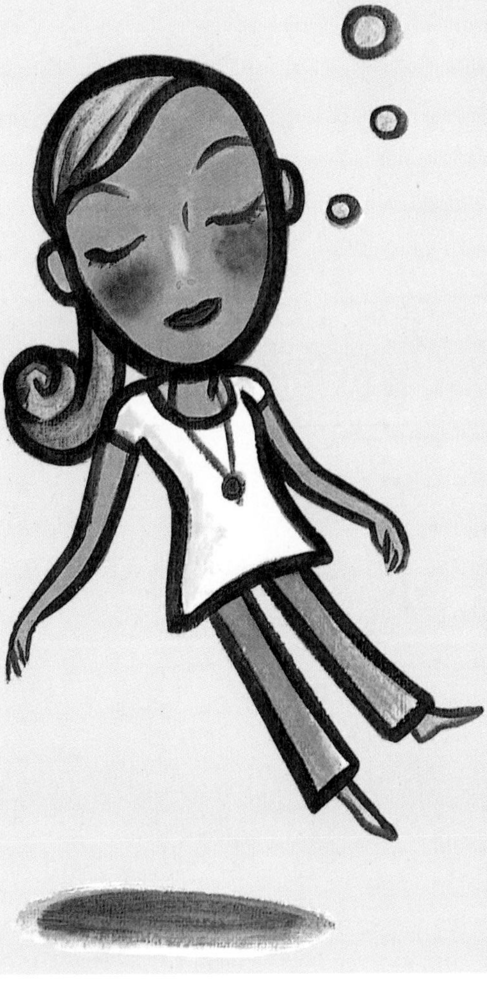

點，就能以科學的方式，客觀的解析人類的精神與心理作用。

　這種想法為行動主義心理學家所接受，當成治療法，發展而成行動療法。

　一般人會認為行動療法就是藉著展現某種行動，進行治療的方法。然而事實並非如此。而是客觀的觀察患者的行動或習慣，加以治療。以過食造成的肥胖症的治療為例作說明（參考91～94頁）。

　壓力症的肥胖症，雖然知道吃東西就會發胖，但是由於意志力薄弱，結果還是因為吃得過多，而導致肥胖。

　對於這種肥胖症的行動療法，並非從患者的性格加以矯正，採用「要有更堅強的意志，進行減肥」等作法，而是藉著改善長年錯誤的飲食習慣來治療肥胖。

　例如，客觀掌握自己究竟吃了什麼東西，將飲食的內容完全記錄下來。此外，或許有一邊看電視，一邊吃東西的習慣，或一看電視就想吃東西的條件，因此禁止「邊看電視，邊吃東西」的習慣，或者改變大口大口吃東西的習慣，而醫生會讓患者拿長的筷子進食。

　除了過食，吸煙、飲酒、失眠等錯誤的習慣都要矯正，同時治療疾病，此即行動療法。

　行動療法的具體方法，包括附帶條件自發反應及系統的脫敏法兩種，稍後會為各位說明（參考91～94頁）。

掌握正確自我的「交流分析」

　以神經症患者為對象研究時，研究實踐催眠的佛洛依德，發現不需催眠或暗示，也能夠解放患者精神壓力的方法。即讓患者坦白說出自己的生平及心理的問題，分析患者的精神狀況，再加以治療的方法。他將其命名為精神分析。

　受到精神分析論刺激的美國精神科醫師艾力克班，確立了不依賴分析醫師而自己能夠分析自己的精神狀況的方法，稱為交流分析。

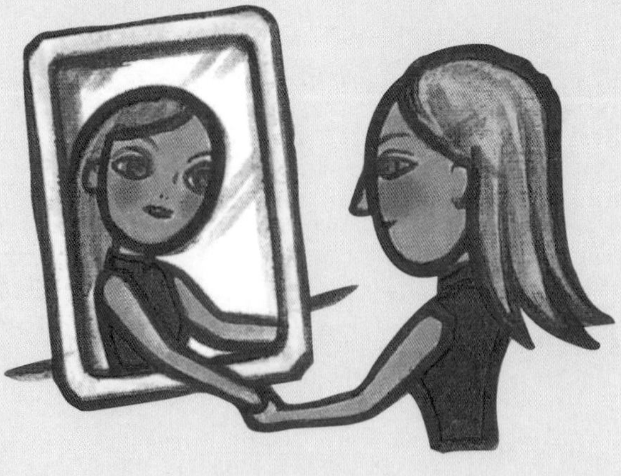

　交流分析即患者自己分析自己的心理狀況，察覺到性格問題點及偏差點，分析自己與他人的交流形態，就能得到控制人際關係的智慧。

　實現「注意」的交流分析，成為心療內科的核心。交流分析的具體方法，在其它項（參考94頁）會詳細說明。

創造抵抗壓力，堅強意志的生活對策

1 從心底去除心理緊張的「自律神經訓練法」的正確作法

使身心放鬆的「六大公式」

87頁曾概要敘述心療內科的三種主要治療法，只要依正確手續進行，自己也可以做。

在此一一說明這些治療法。

首先說明去除心理緊張，使身心放鬆的自律訓練法。

自律訓練法分為第一階段到第六階段，即一般所謂的「六大公式」。如果一直到最後的階段都很熟悉，則隨時隨地都可以使自己進入催眠狀態，消除精神的緊張。

先依序說明作法。

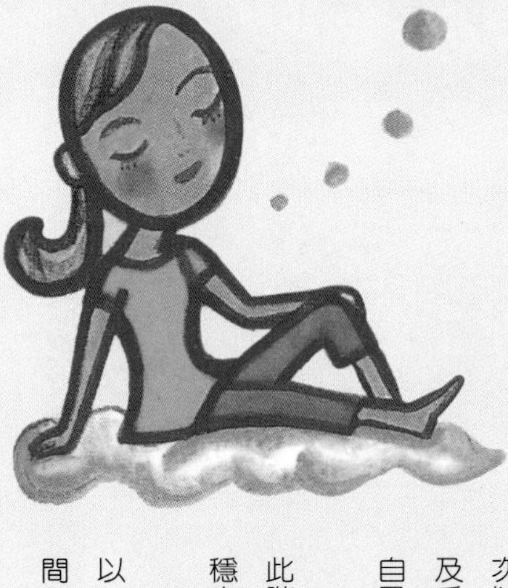

★ 準備階段（嗨喲姿勢）

自律訓練法需要安靜的環境，習慣後，任何場所都可以立刻進行，但是最初要選擇能夠集中精神的安靜場所。

首先保持一個放鬆的姿勢，稱為「嗨喲姿勢」。以放鬆的心情取得輕鬆的姿勢。鬆開皮帶和領帶，拿掉手錶和眼鏡等。

擺好姿勢，輕輕閉上眼睛，在心中默念，

「我的心非常放鬆。」

放鬆從頭頂到腳趾的關節，最初稍微活動頸部，暗示自己「頸部放鬆」。其次以相同的要領，放鬆肩、手臂的關節及手腕、手指。靜靜搖晃上半身，暗示自己「上半身已經放鬆，感覺很輕鬆」。

接著到達下半身，讓全身放鬆。在此階段，暗示「全身非常的輕鬆，情緒穩定」，慢慢的做腹式呼吸。

腹式呼吸需要訓練，尚未習慣時，以「深吐氣」的感覺，稍微拉長吐氣時間，進行深呼吸。

如此便能擁有穩定的情緒。

★ 第一公式（重感暗示）

準備階段結束後，開始進入第一階段。

在此使用的是「沈重」的暗示。放鬆全身的力量，意識集中於右手（手掌）。此時不要過度集中意識，否則會造成反效果。閉上眼睛，想像右手拇指的形狀，心想「這是我的拇指」。

再依相同的要領，進行到食指、手掌、手的形狀、手背，到右手手腕、手肘，再到肩膀根部，依序移動意識，最後到整隻右手、右手臂。

再做以下的暗示。

「右手沈重」

「右手沈重」

慢慢在心中默念。速度不要太快，以一種「感覺逐漸沈重」的想法即可。

接著加上「右手下垂」、「右手無力」的暗示，效果更佳。繼右手後，對於左手、右腳、左腳，也給予相同的暗示。

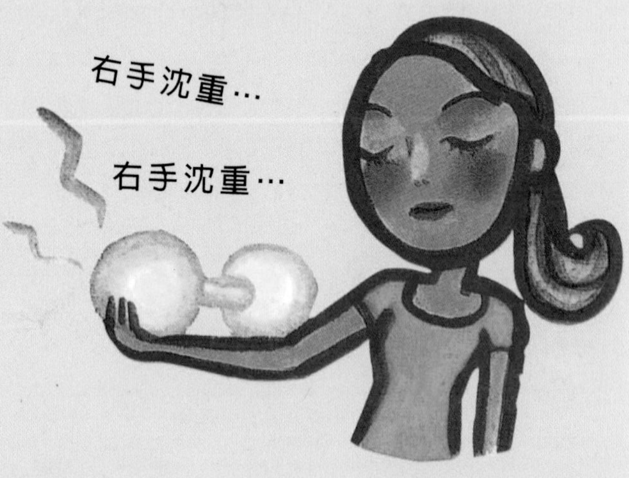

★ 第二公式（溫感暗示）

其次是感覺溫暖的暗示。

「身心非常的放鬆，右手溫暖」，暗示自己。同樣的暗示也要依序對左手、右腳、左腳進行。

給予此種暗示，實際上，皮膚溫度也會上升1～2度。圍繞血管的肌肉緊張放鬆，血管就會擴張，血液豐富，皮膚溫度自然上升。

如果一直沒有溫熱感覺，可以想像腳浸泡在熱水中的場面，或利用熱敷袋溫熱的姿態。

這並非發燙的感覺，而是一種「溫暖」的感覺。

★ 第三公式（心臟正常暗示）

「心臟安靜、規律的正確跳動」，如此暗示自己。

給予此暗示時，能夠聽到心臟規律跳動的聲音，情緒穩定。演講前的放鬆法，採用此法非常有效。

但是如果是心臟有問題的人，則必須省略此暗示。務必接受醫師的建議。

★ 第四公式（安靜呼吸的暗示）

想像以輕鬆感覺呼吸的狀態，做以下的暗示。

「感覺很舒服，我現在靜靜的深呼吸」

此時不要下意識的調整呼吸，而要自然輕鬆的呼吸。

★ **第五公式（腹部溫感暗示）**

覺得腹部溫暖的暗示。想像胃周遭溫暖的感覺，此時不要想身體的內部，只要想表面溫暖就夠了。

如果一直沒有溫暖的感覺，就和手腳溫暖時的暗示一樣，想像熱敷袋置於腹部時的狀態，給自己暗示，就能順利進行。

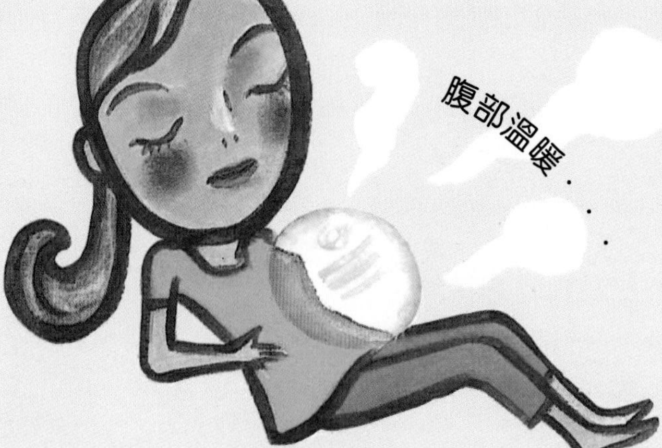

★ **第六公式（額部涼感暗示）**

額頭清涼的暗示。

「我放鬆身心，感覺很輕鬆，額頭非常清涼舒服」，如此暗示自己，事實上，額頭就會變得清涼，頭腦清晰。

★ **注意事項**

自律訓練法的最後要進行「消去」（或取消）的步驟。即用力緊握左右手，再張開，從催眠的恍惚狀態中脫離。如果不進行此步驟，恐怕頭腦會變得茫然而出錯，務必格外謹慎。

此外，手用力開閉後，脖子和肩膀也要充分旋轉。

不要焦躁，要持之以恆的做訓練。一次的訓練時間為5～10分鐘較適當。一天分早、中、晚三次反覆進行較為理想。如果非常忙碌，那麼一天只做一次，只需每天持續即可。

充分熟悉此訓練法的第一與第二公式後，目的幾乎就已經達成了。可以以輕鬆的心情持續進行。

2 產生幹勁的「附帶條件自發反應」

利用「糖和鞭子」矯正不良習慣

其次說明行動療法之一的附帶條件自發反應。

先前已經說過，這是由帕布洛夫的條件反射發展出來的療法。一言以蔽之，就是給予「糖和鞭子」，以矯正不良習慣和行動形態，產生幹勁。

例如吸菸和喝酒過度，都會成為壓力的一大原因。利用此方法，矯正這些不適應的行動。

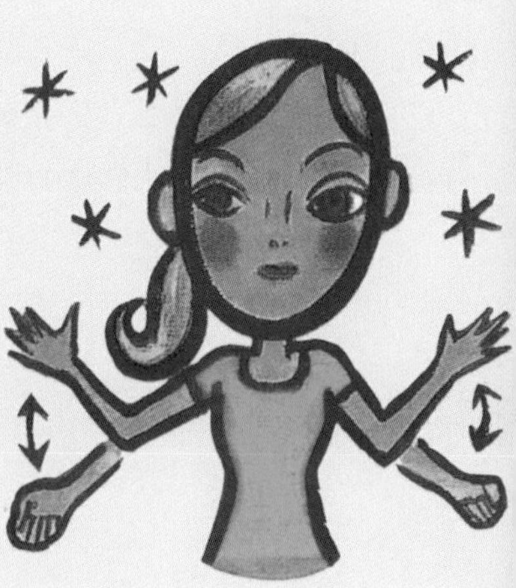

例如，有一個人想戒菸，那麼不只要下定決心，如果一整天都不抽一根菸，則這天的晚餐就可以喝一瓶酒。反之，如果抽了一根菸，就不可以喝酒，亦即親自給自己「糖和鞭子」的賞罰制度。如此與主動戒菸的態度就完全不同了。

而且以自己最喜歡的東西為對象，效果更佳。無論是酒、蛋糕或看一場電影，因人而異，各有不同。總之要以自己最喜歡的事物為對象。

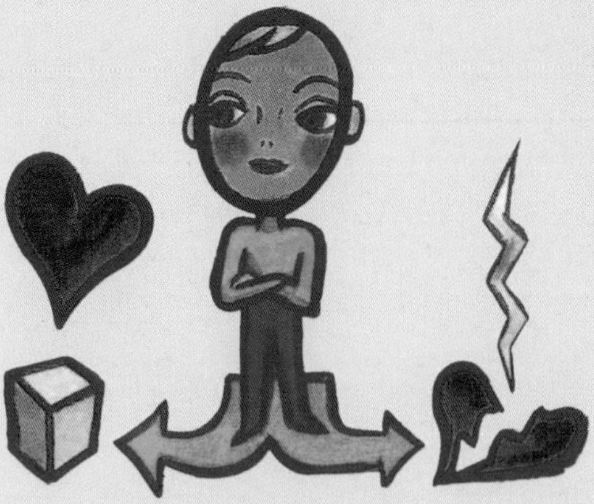

與人訂定契約更有效

實際要做到這個方法很困難，因為幾乎所有人都沒有如此堅強的意志。即使附帶條件是選擇自己最喜歡的東西當成材料，但是在沒有人看到時，會心想「啊，就算抽一根菸也無妨」，這是人類真正的姿態。

為了使效果更確實，可以與他人訂定契約，即「如果一天抽一根菸，那麼就一餐不吃」。與自己的妻子或孩子約定，如此在無法戒菸時，就必須受罰，一定要認真的進行。

締結契約的對象，任何人都可以，一般而言，以夫妻之間進行為佳。不過若是和朋友或競爭對手締結契約也有效。

3 消除不安感的「系統的脫敏法」

階段性的去除不安、恐懼

行動療法包括了附帶條件自發反應及消除不安感的系統脫敏法。

或許大家不知道系統的脫敏法是怎麼一回事。「致敏」是醫學用語，意指「對於抗原產生敏感反應」，而「脫敏」的意思則恰好相反，意指「對於抗原反應遲鈍」。因此系統的脫敏就是指「有系

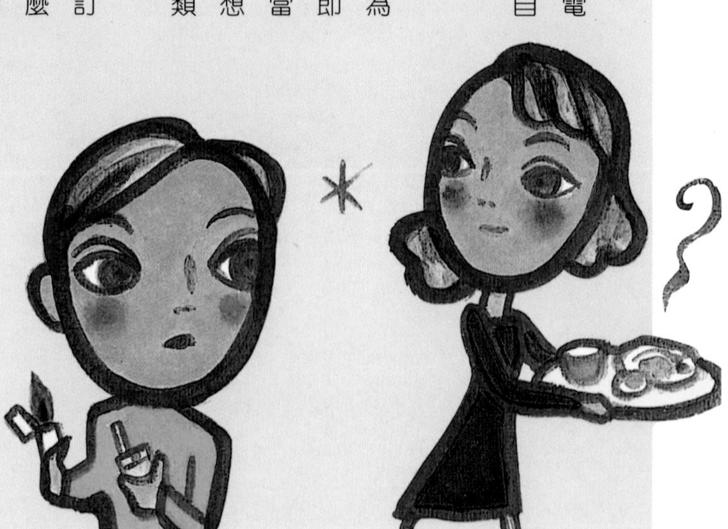

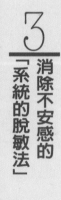

統的、階段性的治療過敏體質的一種鍛鍊法」。

進行此療法時，方法包括直接與不安或恐懼對決的作法及利用印象的世界，習慣不安或恐懼的作法。在此則是針對後者，利用印象世界，習慣不安和恐懼的方法加以說明。

首先請看下表，這是在遇到他人時，會不安、恐懼的狀況，從感覺最強烈者，依序設定十階段的例子，稱為「不安階層表」。右邊的分數表示起承度，感覺最強烈的項目是100分，以下90分、80分，對於各種感覺，自己給予適當的分數。

做好此表，開始脫敏法。

最初藉著自律訓練法放鬆身心。充分放鬆後，想像不安度分數最低的「與親友在自宅聊天」。利用此印象，一旦感覺不安，就不要再往前進。

反覆想像同樣的場面，直到不再感覺不安為止。不安消失後，才可以進到下一階段。

從不安度分數最低者開始慢慢克服難關，最後到達不安度分數較高的項目，即「和初次見面的董事長一對一交談」的不安就會消失了。

最初一天進行15分鐘，絕對不要焦躁，要踏實的進行。

利用心理系統的脫敏法治好過敏

系統的脫敏法，可以應用在任何的心理問題上。包括懼高症、對人臉紅症、不潔恐懼症、幽閉恐懼症及尖端恐懼症等，治療時，都可以發揮很好的功效。

此療法也可以治好過敏疾病。

原本的系統脫敏法就是為了治療過敏疾病而開發出來的治療法。例如食品過敏或皮膚過敏，一般而言，是因為體

不安階層表例（對人恐懼症的例子）

	項目	不安度分數
1	與初次見面的董事長一對一交談	100分
2	與客戶的董事長一對一交談	90分
3	與自己公司的董事長交談	80分
4	與客戶的部長交談	70分
5	與上司一對一交談	60分
6	與陌生女性一對一交談	50分
7	與附近的鄰居交談	40分
8	與公司的同事在餐廳談話	30分
9	在親友家中閒聊	20分
10	與親友在自宅閒聊	10分

質的原因所引發的。事實上，也可能是由於心理因素造成的，亦即對於食品產生一種嫌惡感，而引起過敏反應。

欲治療此類型的過敏，則如果是食品過敏，出現噁心、下痢或尋麻疹等過敏反應的食品，就要「想起這個食品的名稱」、「想像食品的形狀」、「想像吃的情形」……依序進行習慣的訓練。

此系統的脫敏法，並非實際進行，只是印象操作，是否真的有效，也許很多人會心生懷疑。事實上，我們所感覺到的不安、恐懼或嫌惡感等，並非由客觀的根據產生，也不是天生的，多半是因為有過一些衝擊性的體驗，後天造成的。

由某種意義看來，它是一種幻想的、觀念的產物，因此，既然是屬於觀念性的，此療法就能夠當作可以去除本人心中不安最適合的方法。

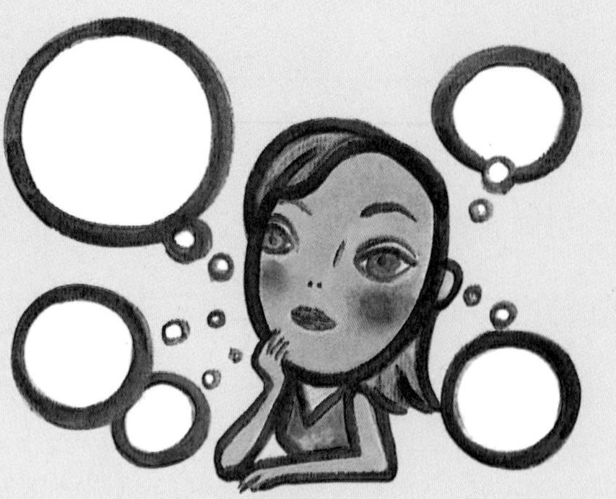

4 利用「交流分析」了解真正的自己

藉由自我圖表，了解自己性格的「偏差」

先前已經說明過了不輸給壓力的生活對策的自律訓練法和行動療法。

但是要不輸給壓力，首先就是要知道自己是屬於何種性格的人。

最後來說明正確掌握自己的方法。

此方法是稱為「交流分析」療法中的構造分析法。以前面試作的自我判斷檢查表（自我圖表）為基礎，了解自己性格的「偏差」。以自我控制身心為目的進行的療法。

此交流分析是由美國精神科醫師艾力克班博士所創立的。他注意到人類的性格和行動具有三種特徵型態，各自稱為Ⓟ（Parent：父母的自我狀態）、Ⓐ（Adult：大人的自我狀態）及Ⓒ（Child：兒童的自我狀態）。ⓅⒶⒸ的平衡決定了個人的性格與行動。關於Ⓟ與Ⓒ，各自分為兩種作考量。現在針對以下所顯示的五種項目作調查，就是一般判斷個人性格的方法。

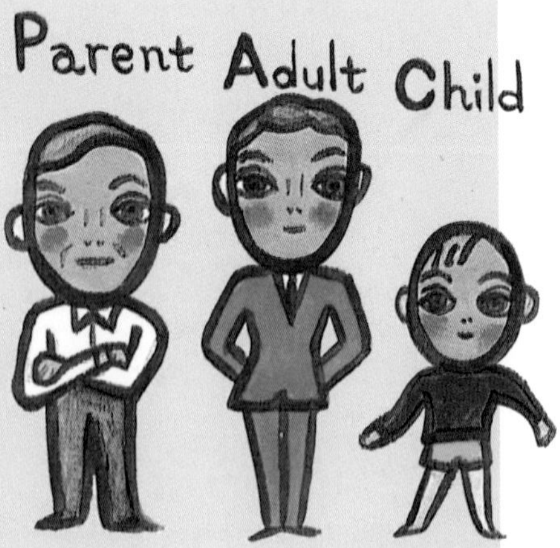

症例別・自我圖表型

過敏性大腸（30歲・營業員）

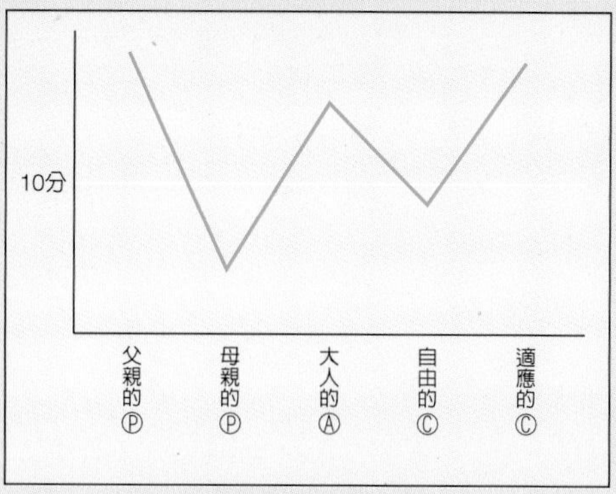

十二指腸潰瘍（48歲・公司董事長）

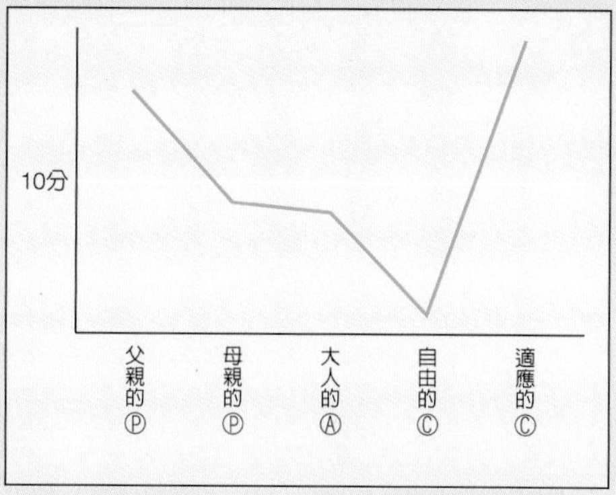

憂鬱症（58歲・代理課長）

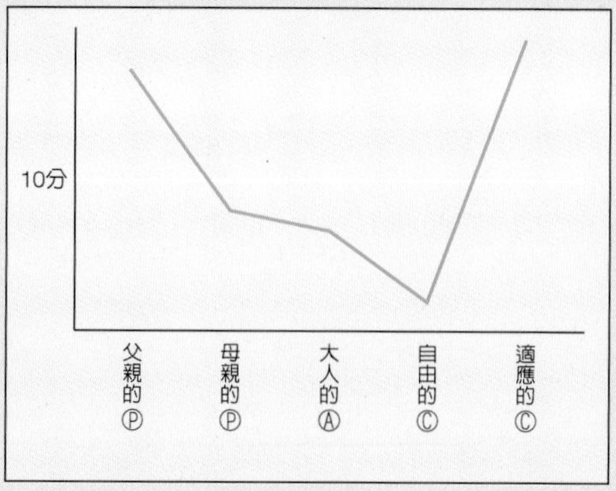

圓形脫毛症（39歲・課長）

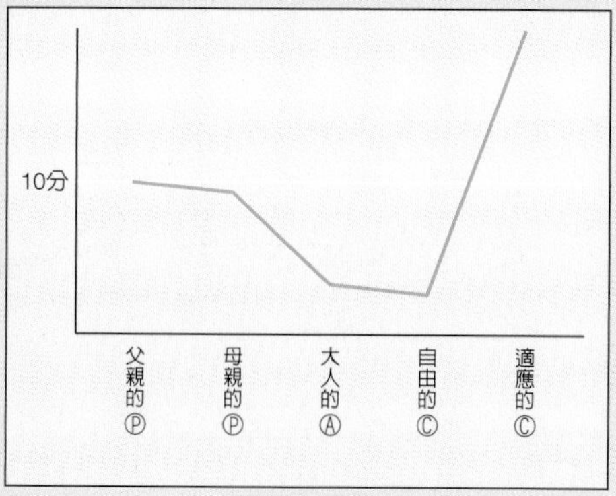

理想的自我圖表

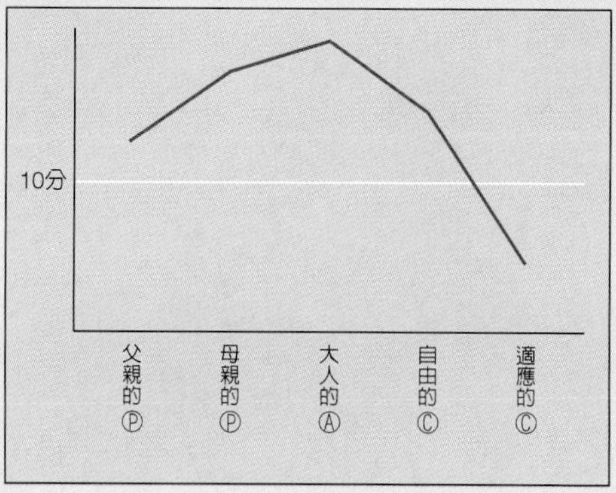

支氣管氣喘（28歲・營業員）

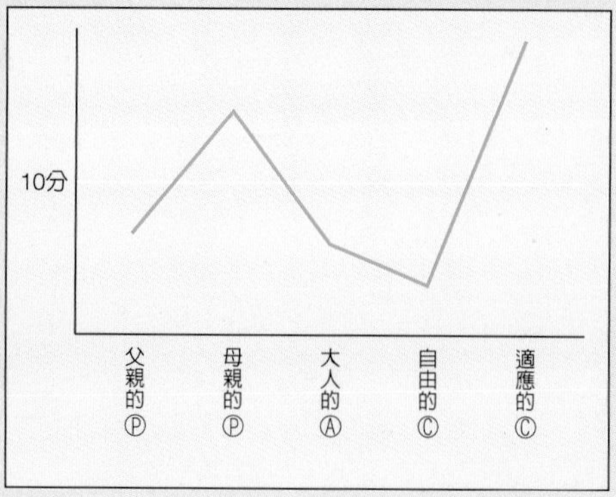

1 父親的Ⓟ—如果太強，表示嚴格；如果太弱，表示鬆懈。

2 母親的Ⓟ—如果太強，表示喜歡照顧人；如果太弱，表示冷淡。

3 大人的Ⓐ—如果太強，表示合理主義；如果太弱，表示忽略現實。

4 自由的Ⓒ—如果太強，表示旁若無人；如果太弱，表示萎縮。

5 適應的Ⓒ—如果太強，表示好孩子；如果太弱，表示放縱。

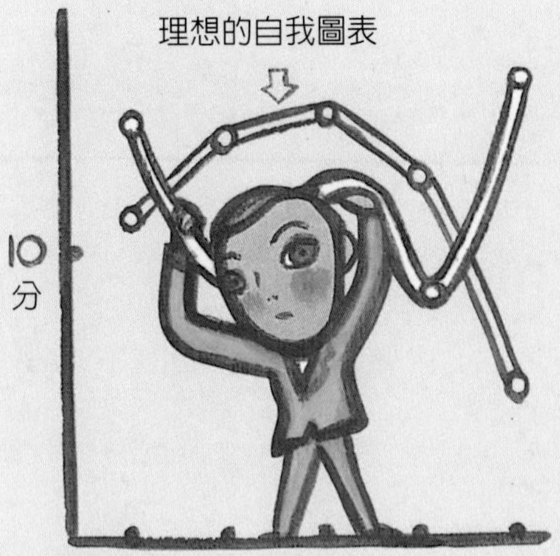

牢記這些項目，參照95頁的圖表，繼續探討下去。

良好的平衡是抵抗壓力的祕訣

此圖表所顯示的全都是罹患壓力症（身心症）者的自我圖表。看了之後，各位有什麼發現嗎？確實如此，任何一個自我圖表的自由的Ⓒ都偏低，適應的Ⓒ則非常高。

此即壓力症的最大的特徵，即無法率直的表現自己的情緒，而將慾求不滿藏在內心深處，因此為了抵抗壓力，就必須提高偏低的自由的Ⓒ，降低過高的適應的Ⓒ。

具體而言，前項的自律訓練法是最有效的方法。自律訓練法就是給予自己各種暗示，自行控制身心，表現隱藏在自己心裡的願望和慾求。

關於其它項目，父親的Ⓟ或母親的Ⓟ、大人的Ⓐ等，如果極端偏高時，也要格外注意。即五個項目，依理想的自我圖表，能夠畫出平衡線是最好的。

除了以上敘述的不輸給壓力的對策外，適度的飲酒或唱卡拉ＯＫ、運動等來轉換心情，也是消除壓力的方法。不過最重要的還是規律、正常的生活及能夠享受生活之樂的精神餘裕。

俗話說：「笑門神自來。」笑容滿面生活本身就是重要的消除壓力手段。

（山本）

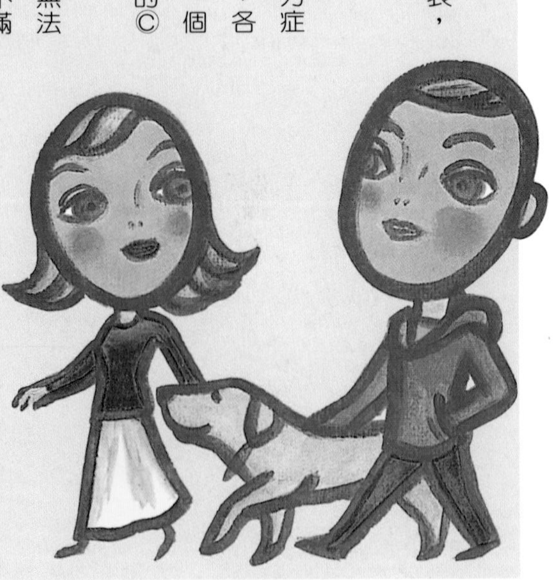